Siranus Sven von Staden

Quantum Energy

Das Geheimnis außergewöhnlicher Veränderungen und Heilungen

55 Übungen, die Ihr Leben radikal verändern können

Schirner Verlag

Haftungsausschluss

Die Übungen und Informationen in diesem Buch sind kein Ersatz für eine ärztliche, heilpraktische oder therapeutische Behandlung. Sie führen alle Übungen in eigener Verantwortung durch. Weder der Autor noch der Verlag können für eventuelle Folgen, die sich aus den im Buch gemachten praktischen Hinweisen ergeben, eine Haftung übernehmen.

Dieses Buch enthält Verweise zu Webseiten, auf deren Inhalte weder der Autor noch der Verlag Einfluss haben. Für diese Inhalte wird keine Gewähr übernommen. Für die Inhalte der verlinkten Seiten ist stets der jeweilige Anbieter oder Betreiber der Seiten verantwortlich.

ISBN 978-3-8434-1007-6

Siranus Sven von Staden:
Quantum Energy
Das Geheimnis außergewöhnlicher
Veränderungen und Heilungen
55 Übungen, die Ihr Leben
radikal verändern können

Umschlag: Murat Karaçay, Schirner,
unter Verwendung der Bilder
Nr. 8824596 und Nr. 15782517,
www.fotolia.de
Redaktion und Satz: Rudolf Garski,
Schirner
Printed by: FINIDR, Czech Republic

www.schirner.com

1. Auflage 2011

Inhalt

Widmung

In tiefer Liebe und Dankbarkeit
für meine zauberhafte Frau
Sonja Ariel von Staden

Vorwort

»Selbsterfahrung« und »Selbstheilung« sowie die »Entfaltung des individuellen Bewusstseins« sind Themen, für die sich heutzutage immer mehr Menschen interessieren. Früher verlief der Zugang dazu über weltanschaulich geprägte Konzepte, wobei die Anbieter spiritueller Transformationsmethoden sich einer esoterischen Sprache bedienten, die in breiten Schichten der Bevölkerung jedoch keine Akzeptanz finden konnte.

Nun beginnt sich diese Situation durch die Fortschritte in der naturwissenschaftlichen Grundlagenforschung zu verändern. Insbesondere die Erkenntnisse der Quantenphysik und der Biophysik liefern hier ein neues sprachliches Fundament, das Bezug nimmt auf konkrete physikalische Begriffe und deren Wirkzusammenhänge.

Wir wissen heute, dass das menschliche Bewusstsein und die Steuerung biologischer Stoffwechselprozesse durch Quantenfelder beschrieben werden kann. Auch Gefühle und Gedanken lassen sich durch chemische Milieus in unseren Zellen und durch elektromagnetische Felder darstellen. Die Konzentration und Verteilung der Biophotonen in unserem Körper ist maßgebend für die Vitalität und den Bewusstseinszustand, den wir einnehmen, und für unsere emotionale und mentale Verfassung.

Siranus Sven von Staden gelingt es in seinem Buch, diese Erkenntnisse der Quanten- und Biophysik umzusetzen und auf die spirituelle Transformation des Menschen anzuwenden. Er beschreibt eine Reihe wirkungsvoller Übungen und Methoden, mit denen der Einzelne sich seines individuellen Selbstheilungspotenzials bewusst wird, und zeigt, wie dieses konkret auf die jeweilige Lebenssituation angewendet werden kann.

Alle Bereiche des täglichen Lebens lassen sich mit »Quantum Energy« positiv verändern. Sowohl für die Bewältigung gesundheitlicher Probleme, den Abbau von Stress, die Lösung von Beziehungskonflikten in Partnerschaft, Familie und sozialem Umfeld, als auch für die positive Entfaltung der eigenen Gaben und der Kreativität ist »Quantum Energy« eine effektive Methode, um eine höhere Lebensqualität zu erzielen.

Dr. Michael König, Quantenphysiker
(bekannt aus dem Film *(R)Evolution 2012*)

Einleitung

Wir leben in einer wundervollen und spannenden Zeit. Vorausgesetzt, Sie mögen den Wandel. Nur selten fühlten sich die Veränderungen so drastisch an wie heute. Und selten zuvor haben sie soviel bewegt, seien es der 11. September 2001, die Tsunami-Katastrophe Ende 2004 oder der Mythos um den 21. Dezember 2012. Nichts bleibt wie es ist. Das Internet, obwohl schon vor mehr als 30 Jahren entwickelt, ist – wie Michael Dell vor einigen Jahren zu sagen pflegte – ungefähr so wie das damalige Ford-T-Modell: Es funktioniert und ist revolutionär für diese Zeit, aber es wird sich über die nächsten zehn Jahre dramatisch weiterentwickeln – so wie die Autos seit dem Ford T. Und so ist es: Das World Wide Web ist quasi grenzenlos und ermöglicht Dinge, die wir vor zehn Jahren noch nicht einmal zu träumen gewagt hätten. Und trotz seines Alters steckt es noch in den Kinderschuhen.

Auch auf dem wissenschaftlichen Sektor hat sich vieles getan. Die Neuen Wissenschaften, wie sie genannt werden, zeigen Aspekte auf, die Aussagen von Newton und Descartes ins Wanken geraten lassen. Die Quantenphysik, die Entwicklungs- oder Zellbiologie, machen immer neue, revolutionäre Entdeckungen. Die Welt der Möglichkeiten wird immer größer, ob wir dies glauben wollen oder nicht. Es ist fast so wie zu der Zeit, als alle Menschen meinten, die Welt wäre eine Scheibe. Doch irgendwann gab es jemanden, der auf große Fahrt ging, um festzustellen, dass es kein Ende gab und er mit seinem Schiff immer weiterfahren konnte. In einem Moment veränderte sich der Glaube der Menschheit. Wir scheinen aktuell an einem ähnlichen Punkt zu stehen.

So ist es nicht verwunderlich, dass in dieser Zeit Verfahren populär werden, die Heilung auf allen Ebenen versprechen. Bis vor wenigen Jahren war es noch wenigen Heilern vorbehalten, spektakuläre Gesundungen zu ermöglichen. Die Begründer der neuen Verfahren versprechen, dass es jedem Menschen möglich sei, diese zu erlernen und somit Selbstheilungen und Veränderungen auf allen Ebenen zu vollziehen. In Russland sind die Methoden bereits so weit ausgereift, dass man Organe und Zähne nachwachsen lassen kann. Auch haben sich Menschen mit den neuen Methoden bereits von Krebs oder Aids heilen können. Erfolg und Reichtum lassen sich ebenso positiv beeinflussen.

Ich bin ein Mensch, der an das Ungewöhnliche glaubt. Doch war die eben geschilderte Aussage tief greifender Selbstheilung selbst für mich zu kühn und rief meinen inneren Kritiker auf den Plan. Sollte es tatsächlich möglich sein, dass jeder – ohne irgendwelche Vorerfahrungen – in der Lage ist, tief greifende Veränderungen und Heilungen bei sich selbst und anderen Menschen durchzuführen? Ich wurde neugierig und probierte es selbst aus – frei nach dem Motto: »Probiere es aus, sonst erfährst du es nie.«

Heute kann ich sagen: Ja, es ist wahr! Jeder kann diese neuen Methoden lernen und anwenden. Sie revolutionieren die Psychologie und die Medizin gleichermaßen. Die Weisheit des Quantenbewusstseins, wie ich sie bezeichnen möchte, ist jahrtausendealtes und neues Wissen zugleich. Sie verbindet uralte spirituelle Weisheiten mit neuesten wissenschaftlichen Erkenntnissen.

Die hier beschriebene Methode »Quantum Energy« habe ich aus den Weisheiten des Quantenbewusstseins heraus entwickelt. Sie nutzt neben den neuen Erkenntnissen auch die aus meiner Erfahrung erfolgreichsten Übungen einiger herkömmlicher Methoden. Diese Übungen erfüllen drei Voraussetzungen: Sie sind schnell, leicht und erfolgreich anwendbar. Sie werden darüber in diesem Buch erfahren. Doch lesen Sie nicht nur über spektakuläre Heilungen oder Veränderungen, die Quantum Energy ermöglicht. Dieses Buch ist ein Arbeitsbuch. Seine Lektüre vermittelt Wissen, doch liegt der Schwerpunkt auf dessen praktischer Anwendbarkeit. Aus diesem Grunde bleibt die Theorie weitestgehend außen vor. Wenn Sie Hintergrundwissen benötigen, finden Sie im Anhang jede Menge Buch- und Filmtipps. Dieses Buch führt Sie direkt in die Methode »Quantum Energy« ein – mit 55 Übungen und vielen weiteren Anregungen. Somit können Sie selbst zügig beginnen, »Quantum Energy« anzuwenden und erfolgreich Veränderungen und Heilungen in Ihrem Leben herbeizuführen.

Wie Sie dieses Buch verwenden können

Das Buch ist so aufgebaut, dass Sie »Quantum Energy« auf viele verschiedene Lebensbereiche anwenden können. Sei es für Ihre Gesundheit, Ihre Beziehungen, Ihren Erfolg oder Ihre Spiritualität. Sie können es wie ein normales Buch lesen und danach die verschiedenen Bereiche in Ihrem Leben bearbeiten. Ebenfalls können Sie es als Übungs-Nachschlagewerk nutzen, wenn Sie lediglich ein bestimmtes Thema, z. B. »Krankheit«, »Schmerz« oder »Reichtum«, angehen wollen. Dann suchen Sie einfach im Inhalts- oder Übungsverzeichnis nach dem entsprechenden Thema. Viele Übungen können Sie direkt durchführen. Für andere empfehle ich jedoch das Übungs-CD-Set zum Buch. Einige Meditationen sind zwar in der Durchführung einfach, doch so komplex, dass Sie diese wahrscheinlich nicht auswendig nachmachen können. Dadurch könnte der Erfolg der Übungen beeinträchtigt werden. Beachten Sie, dass auch für die weniger komplexen Übungen stets gilt: Erst komplett lesen, dann durchführen.

Auch ist es wichtig, bei jeder Übung im Vorfeld zu testen, ob gerade der richtige Zeitpunkt für die Veränderung ist. Denn nicht immer ist der aktuelle Moment der beste. Das habe ich des Öfteren festgestellt. Zum Testen empfehle ich Ihnen den sogenannten kinesiologischen Test, den ich Ihnen in Kapitel 1.7 vorstelle.

Als »Weisheit des Quantenbewusstseins« bezeichne ich übrigens die Gesamtheit der spirituellen und wissenschaftlichen Erkenntnisse. Die verschiedenen Erkenntnisse sind in die Texte und Übungen dieses Buches integriert, jedoch nicht einzeln aufgeführt. Selbstverständlich kann das Buch lediglich einen Ausschnitt hiervon aufzeigen.

Ich habe eine Vision, nämlich so viele Menschen wie möglich dabei zu unterstützen, ein sorgenfreies, gesundes, glückliches und erfülltes Leben zu führen. Wir leben in einer Zeit, in der dies leicht möglich ist. Nutzen wir also die Erkenntnisse und Weisheiten dieser Zeit. »Quantum Energy« ist mein Beitrag hierzu. Je mehr Menschen dieses Buch lesen, je mehr die Methode kennenlernen und anwenden, desto eher wird diese Vision Wirklichkeit.

Jemand sagte mir, mein Schlusswort sollte das Vorwort sein. Für mich ist es so richtig wie es ist. Doch mag es vielleicht für Sie wichtig sein, vor dem Beginn die abschließenden Zeilen zu lesen. Dann lade ich Sie ein, dies jetzt zu tun.

Ich wünsche Ihnen viel Freude beim Lesen und beim Durchführen der verschiedenen Übungen. Sollten Sie Fragen zu verschiedenen Bereichen oder zu einzelnen Übungen, zu Coaching, Workshops oder zur Ausbildung haben, so schreiben Sie mir einfach.

Von Herzen

Ihr

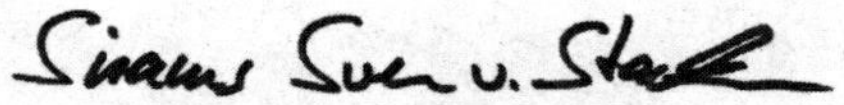

Leverkusen, im September 2010

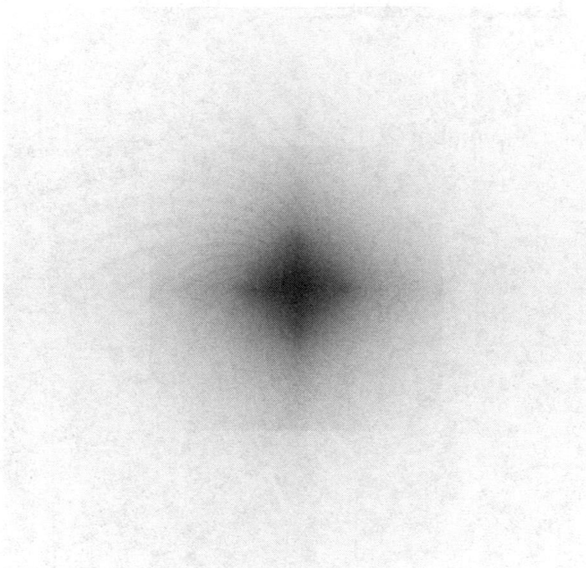

1. Die Methode Quantum Energy

1.1 Wie alles begann

»Jeder Anfang ist etwas ganz Besonderes – möglicherweise der Beginn einer großen Liebe.«

Alles begann Anfang Juli 2009. Meine Frau Sonja und ich waren bei guten Freunden zum Essen eingeladen. Wir hatten viel Freude und genossen das Essen sehr. Nach dem Mahl erzählten uns die beiden von einem Seminar, das sie einige Wochen zuvor besucht hatten. Thema des Seminars war, seiner Karriere und seinen Finanzen den »Weg auf den Highway« zu ermöglichen. Dies sollte jedoch nicht mithilfe der herkömmlichen Methoden erfolgen. Die sogenannte Zwei-Punkt-Methode ermögliche es, Verhaltensmuster, die dem Energiefluss für Karriere und Geld im Weg stehen, spontan so zu verändern, dass der Fluss wieder frei fließen könne.

In dem Moment begann mein Verstand, sich zu überschlagen. Die eine Seite in mir sagte: »Das ist ja cool!«, während die andere Seite sofort meinen inneren Kritiker auf den Plan rief. Doch bevor diese beiden sich in mir für einen Schlagabtausch rüsten konnten, wurden meinem inneren Kritiker von unserer Gastgeberin die Argumente genommen. Sie teilte uns mit, dass sie, seitdem das Seminar vorüber war, Coaching-Aufträge mit einem Volumen erhalten habe, wie sie es zuvor noch nie erlebt habe. 12.000 Euro waren ein sehr überzeugendes Argument. Mein innerer Kritiker war genauso schnell ruhig wie er sich anfänglich zu Wort gemeldet hatte.

Die Neugier siegte, ich wollte mehr wissen. Zu diesem Zeitpunkt arbeitete ich bereits selbst seit vielen Jahren als Coach und Trainer mit Einzelpersonen oder Unternehmen am Thema »Veränderungen«. Ich wusste nur zu gut, wie lange es dauern kann, bis tief greifende Veränderungen vollzogen sind. Und auf einmal sollte es eine Methode geben, die den Faktor Zeit fast keine Rolle mehr spielen lassen würde? Schier unglaublich, doch war und bin ich es gewohnt, über Grenzen hinaus zu denken. Und wenn es etwas Neues gibt, was den Veränderungsprozess beschleunigt, freue ich mich umso mehr, dies zugunsten meiner Klienten nutzen zu können.

Also setzte ich mich an meinen Laptop und forschte im Internet zum Thema »Zwei-Punkt-Methode«. Ich stieß auf die Methode »Matrix Energetics«[1], ein von Dr. Richard Bartlett in den USA entwickeltes Konzept. Neben weiteren Informationen fand ich auch den Termin für das nächste Seminar in Deutschland, das allerdings schon ausgebucht war. Gut, es schien etwas an dem Thema dran zu sein. Somit nahm ich Ende August 2009 den nächsten Termin wahr, um mich selbst von dieser sagenumwobenen Methode zu überzeugen.

Ich gebe zu, dass ich ein wenig aufgeregt war, was mir normalerweise nicht passiert. Gemeinsam mit 70 weiteren Personen erlebte ich zwei atemberaubende Tage mit vielen ungewöhnlichen Momenten. Ich erfuhr, dass die Zwei-Punkt-Methode keine Heilmethode im herkömmli-

1 Mehr hierzu im Buch *Matrix Energetics* von Dr. Bartlett

chen Sinn ist und dass sie auf der Quantenebene arbeitet. Was das genau bedeutet, erfahren Sie im nächsten Unterkapitel.

Mit neuem Wissen und Erfahrungen im Gepäck kam ich nach Hause. Natürlich musste meine Frau gleich zum Üben herhalten – und es funktionierte. Doch meine eigentliche Generalprobe sollte ich direkt am darauf folgenden Wochenende haben. In einem meiner Workshops hatte ich meinen Teilnehmern mitgeteilt, dass ich bald eine revolutionäre Methode erlernen würde, und dass, wer wolle, die Resultate am eigenen Leib erfahren könne. Ich bot zwei Halbtagesworkshops an. Morgens kamen vier Teilnehmer, nachmittags neun. Zwei spektakuläre Veränderungen ließen alle Zweifel verfliegen: Bei einer Teilnehmerin wurden Nervenbahnen, die vor einigen Jahren durch einen Bruch der Halswirbelsäule verletzt worden waren, wieder aktiviert – obwohl wir an einem ganz anderen Thema arbeiteten. Bei einer weiteren Teilnehmerin erweiterte sich die Wahrnehmung so weit, dass sie auf einmal in der Lage war, die Aura[2] der Menschen zu sehen.

Meine Neugierde wurde hellwach. Ich forschte nach allem, was es zu diesen neuen Heilmethoden gab. So fielen mir unter anderem die Bücher *Quantenheilung* von Dr. Frank Kinslow und *Reconnective Healing* von Dr. Eric Pearl in die Hände. Außerdem verschlang ich alles zum wissenschaftlichen Hintergrund dieses Themengebiets.

2 Als *Aura* oder *Energiekörper* eines Menschen wird eine Ausstrahlung bezeichnet, die für psychisch oder anderweitig empfindsame Menschen als Farbspektrum, das den Körper wolken- oder lichtkranzartig umgibt, wahrnehmbar sein soll.

Die Neuen Wissenschaften[3] boten hierzu sehr viele Informationen an. Ich probierte all diese neuen Heilmethoden aus und war äußerst erstaunt über die Ergebnisse. Am Ende stellte ich fest, dass, so unterschiedlich die einzelnen Methoden auch waren, sie alle auf der gleichen Grundlage arbeiteten. So ähnlich musste es damals Richard Bandler und John Grinder ergangen sein, als sie die seinerzeit besten Therapeuten analysierten, um herauszufinden, was diese genau taten, um solche Erfolge zu erzielen. Sie stellten fest, dass die Grundstrategien allesamt gleich waren. Bandler und Grinder nutzten diese außergewöhnlichen Strategien, packten alles dazugehörige Wissen zusammen und garnierten den so entstehenden »Kuchen« mit weiteren delikaten Zutaten. Heraus kam das Neurolinguistische Programmieren (NLP)[4], eine Methode, die heute nicht nur weltweit bei Therapeuten und Heilpraktikern Anwendung findet, sondern auch sehr erfolgreich in der Wirtschaft eingesetzt wird. Ich war damals fasziniert von dieser Methode und ließ mich daher von Richard Bandler persönlich zum Trainer ausbilden. Dies erleichterte meine Arbeit in Trainings und Coachings deutlich.

Zurück zu den neuen Heilmethoden. Es war klar, dass ich dieses neue Wissen mit in meine Seminare und Coachings einbauen würde. Doch sollte dies lediglich der Beginn sein. Nach längerem Forschen und Anwenden spürte ich, dass diese Arbeit etwas in meinem Leben verändern würde. Ich hatte mir zur Aufgabe gemacht, Menschen auf dem Weg

---

3 Die Neuen Wissenschaften sind diejenigen, die sich von den traditionellen Wissenschaften getrennt haben und eine erweiterte Weltsicht vertreten. Dies sind beispielsweise die Quantenphysik, die Epigenetik oder auch die Morphogenetik. Diese weisen heute in wissenschaftlichen Experimenten nach, was die Spiritualität bereits vor Jahrtausenden wusste. Zu den Neuen Wissenschaftlern zählen beispielsweise Gregg Braden, Bruce Lipton, John Hagelin, William Tiller oder Rupert Sheldrake.

4 Das Neurolinguistisches Programmieren wurde in den 70er-Jahren entwickelt. Es ist meines Erachtens eine der erfolgreichsten Methoden für Kommunikation, Motivation und Veränderungen.

zu ihrer »Wahren Größe« zu begleiten. Aus dem NLP kannte ich einige Techniken, die es mir ermöglichten, Veränderungen zügig herbeizuführen. Doch mit diesen neuen Heilmethoden war es auf einmal machbar, Zeit und Raum zu überbrücken und Veränderungen und Heilungen von »jetzt auf gleich« herbeizuführen. Sie waren das Sahnehäubchen meiner bisherigen Arbeit und sollten fortan mit mein Lebensinhalt sein. Doch bin ich nicht der Typ Mensch, der die Konzepte anderer ausführt. Ich wollte etwas Eigenes daraus machen. Allerdings sollte es keine weitere Methode werden, denn es gab bereits genügend. Nein, es sollte etwas sein, was die neuen Methoden vereint – ihre Essenz, so wie ich sie sehe – und all meine Kenntnisse und Erfahrungen aus vielen Jahren NLP, Energie- und Persönlichkeitsarbeit mit einfließen lässt.

Heraus kam »Quantum Energy«, eine Methode, die wissenschaftlich nachgewiesen außergewöhnliche Veränderungen und Heilungen ermöglicht – schnell, einfach, hochwirksam und nachhaltig.

1.2 Ein kurzer Überblick über die neuen Transformationsmethoden

»Alles ist Energie. Bewusst eingesetzt erschafft sie Realität.«

Seit einigen Jahren verändert sich das Bewusstsein der Menschen hier in Deutschland und auch in anderen westlichen Ländern. Man könnte fast meinen, wir leben in einer Bewusstseinsrevolution. Am leichtesten lässt sich dies an den Berichten in renommierten Zeitschriften und an den Fernsehdokumentationen erkennen. Immer häufiger erscheinen auch im *Spiegel* oder im *Fokus* auf den Titelseiten Themen zur Frage nach dem

Sinn des Lebens, alternativen Heilmethoden oder Ähnlichem. Auch im Fernsehen können wir immer häufiger Berichte und Dokumentationen zu solchen und ähnlichen Themen sehen.

Schauen wir uns die neuen Heilmethoden an. Sie kommen zumeist aus den USA und wurden vielfach von Ärzten entwickelt oder begründet. Als Beispiele seien die bereits erwähnten Autoren Dr. Richard Bartlett, Dr. Frank Kinslow und Dr. Eric Pearl genannt. Alle drei sind ursprünglich Chiropraktiker, die irgendwann eine erstaunliche Entdeckung machten: Sie konnten ihre Klienten heilen, ohne eine spezielle chiropraktische Anwendung durchzuführen. Und je häufiger sie diese neue Art der Heilung anwandten, desto großartiger wurden die Heilungsresultate.

Auch aus Russland kommt eine Heilmethode, die als »Die neuen Heilweisen aus Russland« bezeichnet wird. Begründet wurde sie von Grigorij Grabovoj, Dr. Arkadij Petrov, Igor Aprepjew sowie Nadezhda und Vladim Korolev. Die Heilungserfolge gehen ihren Aussagen nach sogar so weit, dass Organe und Zähne nachwachsen.[5]

Das sind die aus meiner Sicht bekanntesten Strömungen. Sicherlich gibt es noch einige weitere, doch sollen die eben aufgeführten stellvertretend für alle neuen Heilmethoden stehen.

So unterschiedlich diese Methoden auch sein mögen, so arbeiten sie doch alle nach einem sehr ähnlichen Prinzip: Sie nutzen eine Energieform, die wir im Allgemeinen nicht sehen können. Wir können sie lediglich erspüren. Es ist eine Energie, die uns 24 Stunden am Tag zur Ver-

5 Siehe das Video auf der Arkadij Petrov Stiftung auf der Webseite http://www.petrovfond.de/film.html (Englische Version). Die deutsche Version gibt es unter http://mediathek.viciente.at/2009/10/der-ewige-jungbrunnen-russen-lassen-organe-und-zahne-nachwachsen/

fügung steht. Die Energie, aus der alle Materie in unserem Universum besteht.

Auch die Quantenphysik besagt, dass alles im Universum nur Energie ist. Alle Dinge wie ein Stuhl, ein Tisch oder eine Zahnbürste bestehen aus demselben »Stoff« wie Wasser, Gase oder die Luft, die wir in jedem Moment einatmen. Der einzige Unterschied ist der, dass die Energie desto mehr verdichtet ist, je fester der Stoff ist. Die wohl größte Verdichtung und somit das härteste Material, das wir kennen, ist der Diamant. Die Luft ist sehr wenig verdichtet. Auch unser Bewusstsein, unsere Gedanken und unsere Gefühle stellen eine sehr feinstoffliche Form der Energie dar. Wie stark diese Kraft dennoch sein kann, bemerken wir alle, wenn wir so richtig verliebt, sehr traurig oder wütend sind. Alles ist Energie, die ständig in Bewegung, in Schwingung ist. Selbst die Energie eines Berges oder eines Stahlbetonbaus ist in Bewegung. Wir können es nur nicht sehen.

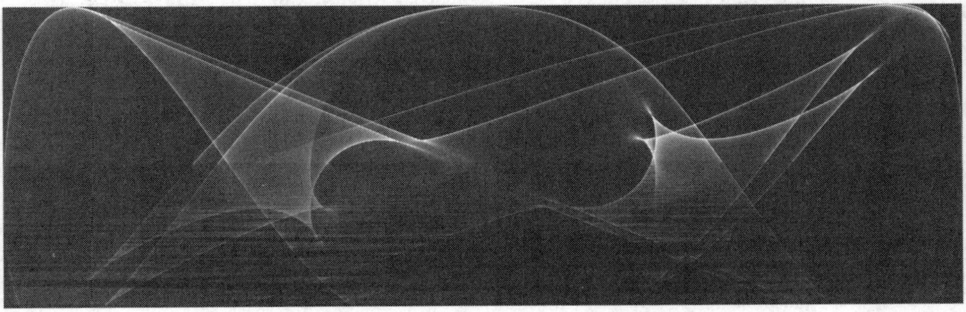

Alles ist Energie.

Methoden wie »Matrix Energetics«, »Quantenheilung«, »Reconnective Healing« oder die russischen Heilweisen nutzen genau diese Energie sowie die eigene Schöpferkraft für Heilung. In vielfacher Weise tut dies auch »Quantum Energy«.

1.3 Der große Unterschied zu traditionellen Heil- und Therapieverfahren

»Alles ist mit allem verbunden, sagt die Wissenschaft.
Nutzen wir diese Weisheit, und erschaffen wir Wunder!«

Heilung und ihre Methoden sind wahrscheinlich so alt wie die Menschheit selbst. Schon immer gab es Heiler, ob sie nun Medizinmann, Schamane oder Heilpriester genannt wurden. Der wohl größte Unterschied ist der, dass es bisher nur wenige Menschen gab, die andere heilen konnten. Dies mag daran liegen, dass die Heilgabe in vielen Fällen in der Familie traditionell weitergegeben wurde. Auch musste man bestimmte und teilweise sehr komplizierte Techniken erlernen. Götter mussten angebetet, Geister beschworen, bestimmte Zyklen abgewartet, spezielle Abfolgen eingehalten, Engel hinzugezogen werden usw. In anderen Fällen durfte man erst dann heilen, wenn man Meister geworden war oder zum Meister ernannt wurde.

All das möchte ich hier einmal als die »alte Tradition« oder die »alte Energie« bezeichnen. Das Wort »alt« ist wertungsfrei im Sinn von »anders« gemeint. All diese Methoden haben ihren Platz, und das ist gut so. Wahrscheinlich werden sie auch noch weiterhin Anwendung finden, was ebenfalls gut und für viele Menschen wichtig ist.

Wir verzeichnen seit einigen Jahren einen Energieanstieg auf der Erde. Vielleicht ist Ihnen das dadurch aufgefallen, dass die Zeit irgendwie schneller zu vergehen scheint. Das Lernen geht ebenfalls schneller. Haben wir vor zehn Jahren für ein bestimmtes Thema noch vier Tage gebraucht, um es in einem Seminar zu vermitteln, so brauchen wir heute vielleicht noch zwei Tage. Die Halbwertzeit des Wissens[6] wird auch immer kürzer. Mit dieser neuen oder erhöhten Energie sind viele Dinge heute nicht mehr notwendig bzw. ist deutlich mehr möglich als früher.

Den neuen Methoden liegt eine Erkenntnis zugrunde, die besagt, dass wir eindeutig zu mehr in der Lage sind als wir uns zutrauen. Albert Einstein sagte damals, dass wir gerade einmal zehn Prozent unseres Potenzials nutzen. Er sprach hierbei lediglich von unserem geistigen Potenzial. Also nutzen wir letztendlich vielleicht gerade einmal vier bis fünf Prozent unseres gesamten Potenzials. Wenn wir endlich erkennen, dass in uns noch viel mehr schlummert, sind wir zu Dingen in der Lage, wovon wir bisher noch nicht einmal zu träumen wagen. Heilen zu können gehört mit dazu.

Die Neuen Wissenschaften, allen voran die Quantenphysik, weisen heute in Experimenten nach, was viele spirituelle Traditionen seit Langem behaupten: dass alles mit allem verbunden ist.[7] Wir sind also eins, verbunden durch ein energetisches Feld oder energetisches Bewusstsein. (Mehr hierzu in Kapitel 1.4). Mit dieser Sichtweise lässt sich beispielsweise das Phänomen erklären, dass wir gerade an einen Menschen denken und dieser im gleichen Moment oder kurze Zeit später anruft. Wenn also alles miteinander verbunden ist, dann sind wir in der Lage, Dinge zu tun, die andere auch können.

---

6 Mit der sogenannten Halbwertzeit des Wissens wird anzugeben versucht, wie lange formell oder informell erworbenes Wissen zeitgemäß (und damit aktuell) und in der Praxis anwendbar bleibt. Das ist zwar eine theoretische Maßeinheit, sie hilft jedoch abzuschätzen, wie oft bestimmte Wissensinhalte aktualisiert und das Wissen »aufgefrischt« werden müssen. Die Halbwertzeit in der EDV-Branche liegt mittlerweile bei nur noch einem Jahr.

7 Siehe hierzu das Prinzip der Verschränkung, z. B. auf YouTube

Ich gehe mit meinen Aussagen sogar noch weiter. Bereits in der Bibel steht, dass Gott uns nach seinem Ebenbild erschaffen hat. Das heißt, Schöpfer und Schöpfung sind eins. Wenn das tatsächlich wahr ist, dann sind wir in der Lage, ebenso zu erschaffen, wie Gott erschaffen hat. So wie damals Jesus Menschen geheilt hat, können auch wir Menschen, Tiere und Pflanzen heilen. Sie können das nicht glauben? Dann sollten Sie das Buch schnell wieder beiseite legen. Es könnte sonst sein, dass Sie sich unter Anwendung der vielen darin enthaltenen Übungen selbst das Gegenteil beweisen. Ich habe in meinen Seminaren Menschen Dinge tun sehen, die selbst mir manchmal den Atem verschlagen haben.

Doch vielleicht machen Sie an dieser Stelle einfach einmal eine kleine Übung, damit sie sehen können, wozu Sie in der Lage sind. Vielleicht kennen Sie diese bereits. Erkennen Sie das Außergewöhnliche an ihr? Oder ist es für Sie selbstverständlich? Das ist die Krux, dass wir durch Selbstverständlichkeiten verlernt haben, das Außergewöhnliche zu erkennen. Würden wir einen Menschen aus dem 18. in unser 21. Jahrhundert bringen, so würde er vor lauter Staunen wahrscheinlich den Mund nicht mehr schließen können.

»Wunder« erfahrbar machen

Stellen Sie sich aufrecht hin, und strecken Sie Ihre beiden Arme gerade nach vorne, sodass sich die Handinnenflächen berühren. Die Fingerspitzen zeigen ebenfalls nach vorne. Jetzt drehen Sie beide Arme so weit um Ihre Körperachse nach links, wie es geht. Die Füße bleiben an der Stelle stehen, wo sie waren. Lediglich die Arme, der Schultergürtel, der Rücken und die Hüfte drehen sich. Merken Sie sich genau den Punkt, bis wohin Sie sich drehen konnten, indem sie in der Verlängerung den Punkt an der Wand fixieren oder was auch immer in der Verlängerung Ihrer Arme zu sehen ist. Jetzt führen Sie die Arme wieder zur Mitte, lassen sie hängen und schütteln sie ein wenig aus. Wiederholen Sie die Übung. Hat sich etwas verändert? Wahrscheinlich nicht.

Schauen Sie sich jetzt noch einmal ganz genau den Weg an, den Sie eben mit Ihren Armen zurückgelegt haben. Die Arme bleiben dabei hängen. Schließen Sie anschließend die Augen. Stellen Sie sich jetzt vor, wie Sie Ihre Arme erneut nach links drehen. Sie kommen so weit wie zuvor und noch fünf Zentimeter weiter. Dann kommen Ihre Arme wieder in die Ausgangsstellung. Das gleiche wiederholen Sie noch zweimal. Drehen Sie Ihre Arme jeweils fünf Zentimeter weiter als zuvor. Spüren Sie in Gedanken, wie Ihre Muskulatur ein wenig mehr gedehnt wird, und Sie dadurch jeweils fünf Zentimeter weiter gelangen.

Jetzt kommt der Test. Wiederholen Sie die Übung erneut. Dieses Mal nicht in Ihrer Vorstellung, sondern in der Realität. Konnten Sie Ihre Arme weiter drehen als zuvor? Ich gehe mal davon aus. Herzlichen Glückwunsch, Sie sind gerade Zeuge Ihres eigenen kleinen »Wunders« geworden.

Freuen Sie sich über die Wunder, die passieren dürfen. Jedoch geschehen diese Wunder nicht durch die Methode, sondern mit ihr. Sie selbst sind derjenige, der die Wunder hervorruft, denn Sie sind der Schöpfer. Und wenn Sie das erkennen und auch für sich annehmen können, werden die Wunder immer häufiger in Ihrem Leben erscheinen und immer größer werden – weil Sie sie in Ihr Leben gerufen haben. Willkommen im Quantenbewusstsein.

Noch vor nicht allzu langer Zeit hatte ich gelernt, dass ich mich bei der Heilarbeit selbst schützen sollte, um nicht die negativen Energien des Klienten anzunehmen. Ich musste ganz bestimmte Bewegungsabläufe durchführen, damit alles klappte, und es war wichtig, sich geistige Helfer zur Unterstützung zu holen. Ich musste festgelegte Formeln beten usw. Doch all das ist jetzt überflüssig geworden. Denn wenn Schöpfer und Schöpfung eins sind, wovor muss ich mich dann noch schützen? Wozu benötige ich geistige Helfer, wenn ich selbst die größte Kraft bin?

Einen wichtigen Aspekt möchte ich an dieser Stelle nicht vergessen: Ich habe eine schlechte Nachricht für Ihr Ego. Denn es erhält an dieser Stelle keine Gelegenheit, sich lobend für die tolle Heilung, die es vollzieht, auf die Schulter zu klopfen. Sie sind lediglich Impulsgeber dafür, dass bei der anderen Person die Selbstheilungskräfte in Gang gesetzt werden. Also ist der Ausdruck »Heiler«, wie er im Allgemeinen verstanden wird, hier nicht korrekt. Dennoch setzen Sie einen Heilungsprozess in Gang. Und das auf eine spielend einfache Art und Weise. Das werden Sie im Laufe des Buches immer wieder feststellen. Selbst wenn Ihnen andere bisher suggeriert haben, dass die Heilung ein langwieriger Prozess ist. Heilung darf heute deutlich schneller geschehen, als wir es bisher gelernt haben.

Eine Therapie braucht deswegen so lange, weil der Prozess einfach ein anderer ist. Eine Therapie ist nicht schlecht – ganz im Gegenteil – doch dauert mir persönlich der Heilungsprozess dabei viel zu lange. Ängste, Phobien oder Panikattacken dürfen heute innerhalb von wenigen Minuten gehen, nicht erst nach einigen Jahren.[8]

Klassische Mediziner sorgen dafür, dass Symptome beseitigt werden. Alternative Heilmethoden, die alten sowie die neuen, gehen hier deutlich weiter. In der Symptombehandlung wirkt die Schmerzbeseitigung wie der Einsatz einer Tablette. Der Schmerz wird lediglich unterdrückt

8 Im Laufe des Buches werden Sie feststellen, dass Ängste nicht »gehen« oder »aufgelöst« werden. Es findet lediglich eine Veränderung statt.

und kommt höchstwahrscheinlich zu einem späteren Zeitpunkt wieder. Die neuen Heilmethoden arbeiten auf einer anderen Ebene. Durch den Heilungsimpuls werden dem Körper lediglich Licht und Informationen zugeführt und zwar genau in der Menge, die er benötigt, um sich selbst zu heilen. Mehr hierzu im nächsten Unterkapitel.

1.4 Was genau ist »Quantum Energy«?

»Gehe einen Schritt weiter: Denke nicht. Wisse!«

Die Frage lässt sich in einem Satz beantworten. »Quantum Energy« ist eine spielend leicht zu erlernende und wissenschaftlich nachgewiesene Methode zur Heilung und Veränderung auf allen Ebenen. Sie wirkt schnell, hochwirksam und nachhaltig. »Quantum Energy« sorgt für Ordnung in Ihrem Körpersystem – nicht mehr und nicht weniger. Die Wissenschaftsjournalistin und Bestsellerautorin Lynne McTaggart beschreibt es in dem Film *The Living Matrix*[9] folgendermaßen: Die Medizin der Zukunft wird als eine Informationsmedizin bezeichnet werden, weil sie lediglich dafür sorgt, die verhedderten Informationen unseres Körpers wieder in ihre natürliche Ordnung zu bringen. Unser Körper besteht aus Energie – mal aus dichter, mal weniger dichter. Diese Energie ist Schwingung und somit gleichzusetzen mit Licht und Informationen. In dem Film *The Matrix*[10] mit Keanu Reeves kann man dies sehr schön erkennen. Als Neo am Schluss des Films in sich den Auserwählten erkennt, sieht er sein gesamtes Umfeld auf einmal nur noch als ein Feld voller Zahlen. Das sind die Informationen, die die Wissenschaftler beschreiben.

---

9 *The Living Matrix – Heilweisen der Zukunft,* Koha-Verlag 2010

10 *The Matrix,* Warner Bros., USA 1999

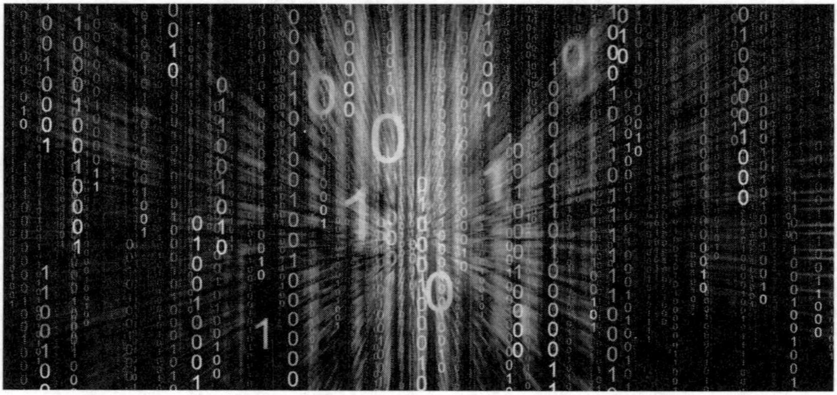

Die Welt aus der Sicht von Neo: nur Licht und Informationen

Krankheiten, psychische oder physische Schmerzen, behindernde Glaubensmuster oder Ängste: All das sind nichts anderes als verhedderte Informationen. Der ursprüngliche Zustand wurde durch bestimmte Aspekte verändert. »Quantum Energy« sorgt in vielen Übungen dafür, dass dieser Ur-Zustand – die Ur-Matrix, wie er auch genannt wird – wieder hergestellt wird; so wie es vor der Angst, vor der Krankheit oder dem Schmerz war.

Im Regelfall werden wir als ein reines Wesen geboren.[11] Als Baby oder kleines Kind wissen wir noch nichts von irgendwelchen Regeln, Bewertungen, Ängsten, dem Thema »Schuld« oder Ähnlichem. Kinder erobern die Welt spielend. Sie machen einfach das, was sie wollen. Vorausgesetzt, die Erwachsenen lassen sie. Dann fangen sie an, zu lernen, bei welchen Themen Mama und Papa lächeln und bei welchen sie eher böse schauen, wann sie bestimmte Bewegungen machen oder komische

11 In bestimmten Fällen werden schon während des Entwicklungsprozesses im Bauch der Mutter einige Informationen verheddert. Mehr hierzu in Kapitel 2.4, S. 53

Laute von sich geben. Das Kind lernt, was gut ist und was nicht. Durch dieses »Beurteilen« bildet sich die erste Struktur um das reine Wesen.

Mit jeder weiteren Erfahrung, die wir machen, bildet sich unsere Struktur weiter aus. Die ursprünglichen, reinen Informationen fangen an sich zu verheddern. Je mehr Struktur wir bilden, desto mehr verheddern sich die Informationen. Man stelle sich eine Cola-Dose vor, die als Fußball genutzt wird. Mit jedem Tritt verformt sie sich mehr und mehr. Manche Menschen zertreten die Dose mutwillig. Häufig tun sie dies sogar mit ihrer eigenen Dose, ihrem eigenen Ich. Wir Menschen haben eine masochistische Eigenart und neigen dazu, uns selbst zu zerstören. Achten Sie einmal darauf, auf welche Weise Sie mit sich reden, sich in bestimmten Situationen selbst Vorwürfe machen, sich selbst malträtieren. Doch vielleicht sind Sie auch ein Mensch, der sich selbst annehmen und lieben kann.

»Quantum Energy« trägt dazu bei, dass aus Unordnung Ordnung entsteht. Ein natürliches Gleichgewicht wird wieder hergestellt.

Wie und womit arbeitet »Quantum Energy«? Wie zuvor bereits beschrieben, arbeiten viele der neuen Heilweisen mit der »neuen Energie«. Noch einmal: Diese Energie ist nicht wirklich neu, doch durch ihre ständige Erhöhung bzw. Schwingung auf der Erde während der letzten Jahre sind wir in der Lage, deutlich mehr zu erreichen. Somit arbeitet auch »Quantum Energy« in vielen Fällen mit dieser sehr hohen Schwingung. Diese Energie ist überall. Mal schwingt sie sehr niedrig, dann nehmen wir feste Materie wie z. B. einen Stuhl, ein Auto oder einen Menschen wahr. Mal schwingt sie sehr hoch, dann können wir sie nicht sehen.

Viele sprechen hier von der Energie des reinen Bewusstseins. Ich bezeichne es als das »Quellbewusstsein«, weil es die Energie des höchsten

Bewusstseins darstellt, durch die und mit der alles miteinander verbunden ist – mit der Quelle: Gott. Doch was bedeutet das?

Ich möchte einen ganz kurzen Abstecher in die Quantenphysik machen und danach schnell in die Praxis gehen. Die Wissenschaftler forschen bereits sehr lange daran, was die sogenannte »Leere« ist: Der Raum, in dem nichts ist. Der Weltraum, die Luft, bis ins kleinste Detail, dem Atom. Das Atom besitzt einen Atomkern. Um diesen Kern kreisen viele Elektronen. Dazwischen ist ebenfalls nichts. Dieses »Nichts«, diese »Leere« macht jedoch den größten Teil des Atoms aus, genau wie die Leere im Weltraum. Kann es dann sein, dass diese große Leere wirklich nichts ist? Kaum, denn sie dient als Leiter für Handystrahlung, Satellitenverbindungen usw. Also ist das Nichts doch etwas? Ein klares Ja, denn das Nichts ist das Großartigste, was es gibt. Denn dieses Nichts oder wie es vielfach noch genannt wird, das einheitliche Feld, das Nullpunktfeld (nach Lynne McTaggart), das morphogenetische Feld (nach Rupert Sheldrake) oder das kollektive Unbewusste (nach Carl Gustav Jung) ist das Feld, das alles miteinander verbindet. Max Planck, der Vater der Quantenphysik, identifizierte dieses Feld bereits 1944. Er hat es als die »Matrix« bezeichnet. Dieses Feld ist der größte Schatz und gleichzeitig das größte Geheimnis, das es gibt. Wenn ich in diesem Fall von einem Quellbewusstsein spreche, dann bezeichne ich damit das Gleiche. Denn diese Energie bzw. Schwingung ist eine Form des Bewusstseins, die alles trägt und alles beinhaltet.

Damit Sie ein Gefühl davon bekommen, wovon ich hier spreche, machen Sie bitte folgende Übung[12]:

12 Das neben dieser und anderen Übungen zu sehende Symbol weist Sie darauf hin, dass Sie die entsprechende Übung auf einer meiner CDs zum Buch wiederfinden. Genaueres über die CDs erfahren Sie z. B. ganz am Ende dieses Buches.

Erfahren des Quellbewusstseins

Schließen Sie Ihre Augen, und konzentrieren Sie sich auf Ihre Gedanken. Gerade jetzt geht Ihnen einer von täglich vielleicht 60.000 Gedanken durch den Kopf. Beobachten Sie diesen Gedanken, wie er kommt, sich einen kurzen Aufenthalt in Ihrem Gedächtnis gönnt und dann wieder weiterzieht, um einem weiteren Gedanken Platz zu machen. Oder nistet sich der Gedanke gerade bei Ihnen ein, um Ihnen Kopfzerbrechen zu bereiten? Sollte er dieses tun, so lassen Sie ihn jetzt davonschwirren und nehmen Sie wahr, wie kurz darauf der nächste Gedanke erscheint. Halt, Stopp! War da nicht gerade eine kurze Lücke zwischen den beiden Gedanken? Ja, da war eine kurze Pause. Haben Sie sie bemerkt? Nicht? Dann gleich noch einmal. Ein Gedanke kommt, sagt kurz Hallo und zieht dann vorüber. Jetzt ist sie da, die Lücke, oder? Haben Sie sie dieses Mal wahrgenommen?

Dieser kurze Moment, diese Lücke, ist das sagenumwobene »Quellbewusstsein«. Ziemlich unspektakulär, nicht wahr? Doch genau so ist es. Jetzt erweitern Sie die Übung. Stellen Sie sich einmal vor, wie sie die Lücke ein wenig ausdehnen, so als würden Sie die beiden umliegenden Gedanken mit Ihren Händen auseinander ziehen. Nehmen Sie jetzt die Lücke genauer wahr. Wie fühlt sich dieses Nichts an? Angenehm? Wenn ich ins Quellbewusstsein gehe, habe ich immer ein Glücksgefühl. So erkenne ich, dass ich im Quellbewusstsein bin.

Konnten Sie es spüren? Das ist die Energie, die alles verändert. Damit arbeitet »Quantum Energy«, nicht in jeder Übung, doch in sehr vielen. Das ist gerade vielleicht noch etwas verwirrend, doch werden Sie bald feststellen, wie leicht es ist, mit dieser Energie die spontanen Veränderungen und Heilungen hervorzurufen. Als ich zum ersten Mal damit in Kontakt kam, dachte ich, man wolle mich veräppeln. Gut, dass ich damals nicht den Seminarraum verlassen habe, sonst könnten Sie diese Zeilen jetzt nicht lesen.

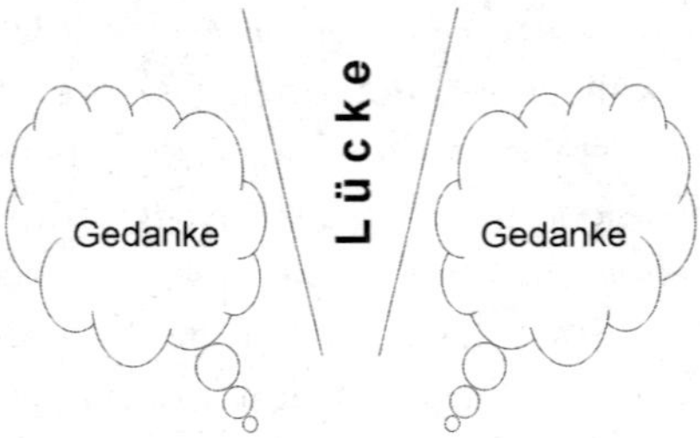

Das Quellbewusstsein. Die Lücke zwischen den Gedanken

Ich möchte Ihnen noch eine weitere Übung anbieten, die Ihnen das Erfühlen des Quellbewusstseins vielleicht leichter macht:

Quellbewusstsein spüren

Reiben Sie Ihre Handinnenflächen eine Weile, bis sie warm werden. Halten Sie dann Ihre Hände vor sich – mit den Handinnenflächen zueinander und ca. 20 Zentimeter Abstand. Jetzt drücken Sie die Hände ganz langsam zusammen. Spüren Sie, wie sich eine Spannung aufbaut, je dichter Sie die Hände zusammenführen? Wichtig ist, dass Sie es ganz langsam machen, sonst sind die Hände nicht sensibel genug. Auch diese Energie ist das Quellbewusstsein. Es ist alles dasselbe.

Sie werden bald sehen, was mit dieser Energie alles möglich ist.

1.5 Das Besondere an »Quantum Energy«

»Wenn der Verstand versteht, darf Heilung geschehen.«

Die beschriebenen neuen Heilmethoden sind sehr erfolgreich. Doch habe ich in all meiner Zeit als Trainer und Coach festgestellt, dass unser Verstand äußerst machtvoll ist. Hierzu möchte ich Ihnen eine kurze Geschichte erzählen.

2004 kam Marcel[13] zu mir, der eine Blutphobie hatte. Wenn er das Wort »Blut« nur hörte, wurde er schon ohnmächtig. Weil ich auf Ängste und Phobien spezialisiert bin, nahm ich mich seiner an. Nach zehn Minuten war seine 20 Jahre währende Phobie verschwunden. Ich teste im Nachhinein immer aus, ob die Phobie tatsächlich verschwunden ist. Also erzählte ich ihm von einer Knieoperation mit all ihren Einzelheiten. Marcel hörte zu. Ihm ging es gut. Doch reichte mir das nicht. Ich ließ mir von ihm eine Nadel geben und piekste mir vor seinen Augen in den Daumen. Das Blut kam aus der Wunde. Marcel blieb ruhig. Gut, die Phobie ist definitiv weg – dachte ich mir.

Ich unterhielt mich mit ihm über alle möglichen Dinge. Nach zehn Minuten beobachtete ich, wie das Blut mehr und mehr aus seinem Gesicht wich und er fahlweiß wurde – wie in einem Film. Er musste sich setzen. Als ich ihn fragte, was los sei, sagte er mir folgendes: »Siranus, ich konnte einfach nicht glauben, dass nach 20 Jahren meine Phobie einfach weg sein sollte. Also stellte ich mir gerade vor, wie ich mir selbst in den Finger piekse.« Ist das nicht unglaublich? Da hatte Marcel nach 20 Jahren endlich Heilung erfahren und innerhalb von wenigen Minuten sorgte er dafür, dass der alte Zustand wiederhergestellt war.

13 Name geändert

Unser Verstand ist äußerst machtvoll. Aus diesem Grunde arbeite ich mit den Menschen nicht nur auf der heilerischen Ebene, sondern auch auf der Verstandesebene. Wenn wir verstehen, weshalb wir Schmerzen, eine Krankheit oder ein merkwürdiges Verhaltensmuster haben, das uns daran hindert, erfolgreich zu sein, darf Erkenntnis und somit Veränderung auch auf der Verstandesebene passieren. Ich komme so in Kontakt mit der verhedderten Information. Jeder Schmerz, jede Krankheit, jede Angst, jeder Glaubenssatz hat einen Grund. Ich muss zwar nicht unbedingt immer die genaue Ursache kennen, doch wenn ich verstehe, wozu all das da ist, kann ich aktiv etwas verändern. Ich brauche nicht mehr dagegen anzukämpfen. Denn jedes Ankämpfen verstärkt nur alles. Doch dazu an anderer Stelle mehr. Es geht also darum, eine Bewusstseinsveränderung herbeizuführen, damit die Heilung auf einer soliden Basis aufsetzt.

Zu Beginn dieses Jahres kam eine Frau zu mir, die seit ihrer Geburt Tag und Nacht so große Schmerzen in ihrem ganzen Körper hatte, dass sie schon mehrfach kurz davor war, sich das Leben zu nehmen. Zum Glück war ihre Angst vor dem Tod größer als die Angst vor dem Schmerz. Diese Frau ist Mitte 40. Allein dadurch, dass sie verstand, wozu der Schmerz da war und was er ihr mitteilen wollte, durfte der Schmerz gehen. Ohne irgendwelche weiteren Heilanwendungen.

Die Menschen der westlichen Kulturen sind sehr vom Verstand geprägt. Das ist in vielerlei Hinsicht auch positiv. Ohne diese Ausprägung stünde die westliche Welt nicht dort, wo sie heute ist. Doch gerade aufgrund dieser starken Ausprägung hat unser Verstand eine sehr große Macht über uns. Bei Marcel haben wir gesehen, wie machtvoll dieser Verstand sein kann. Daher arbeitet »Quantum Energy« immer auch auf der Verstandesebene.

Sie haben also eine Methode an der Hand, die auf der körperlichen, geistigen und seelischen Ebene arbeitet und damit den Menschen ganzheitlich heilt oder verändert. Und das wiederum ermöglicht ein nachhaltiges, dauerhaftes Resultat.

Eine weitere Besonderheit an »Quantum Energy« ist, dass sie *meine* Essenz aus vielen erfolgreichen Methoden darstellt. In all den Jahren meiner Persönlichkeitsarbeit habe ich festgestellt, dass jeder Einzelne auf gewisse Übungen oder Methoden unterschiedlich reagiert. Was bei dem einen wunderbar funktioniert, kann bei dem Nächsten ergebnislos bleiben. Daher war es mir wichtig, möglichst viele unterschiedliche Methoden zur Hand zu haben, um jedem Einzelnen gerecht werden und für ihn das Beste finden zu können. Sie finden auf den folgenden Seiten also Übungen aus ganz unterschiedlichen Bereichen. Alle verfolgen ein einziges Ziel: schnell, einfach und hochwirksam Veränderungen und Heilung hervorzurufen.

1.6 Voraussetzungen für den Erfolg

> *»Alles geht einfach, wenn wir nur wissen, wie!«*

Nach knapp einem Jahr mit dieser Arbeit stelle ich heute fest, dass es Aspekte gibt, die den Erfolg von »Quantum Energy« unterstützen – und zwar auf Seiten des Heilers und des zu Heilenden. Ich möchte zur Vereinfachung an dieser Stelle alle Prozesse, die zu einer positiven Veränderung führen, als Heilung bezeichnen. Auch möchte ich denjenigen, der den Impuls zur Heilung setzt, weiterhin als Heiler bezeichnen, auch wenn es wissenschaftlich nicht korrekt ist. Impulsgeber wäre passender, klingt für mich jedoch zu mechanisch.

Hier also jetzt die Voraussetzungen für den Heiler:

- liebevolle Hingabe
- Achtsamkeit und Respekt
- Impulsgeber sein
- voller Absicht und frei von Erwartungen sein
- immer bei sich selbst beginnen
- ständiges Üben macht den Meister

Sicherlich lässt sich »Quantum Energy« auch einmal »zwischen Tür und Angel« durchführen. Doch ist es eine großartige Methode mit großem Wirkungsspektrum. Je nachdem, worum es gerade geht, kann viel passieren – bei Ihnen oder bei Ihrem Gegenüber, je nachdem, ob Sie »Quantum Energy« für sich oder jemand anderen anwenden. Daher halte ich es für angemessen, eine entsprechende Atmosphäre zu wählen, in der Sie als Heiler in einer positiven Stimmung sind, sich ganz auf Ihr Gegenüber einlassen können und die Arbeit mit liebevoller Hingabe durchführen, in Achtsamkeit sich selbst und dem anderen gegenüber. Seien Sie achtsam, was während der Arbeit passiert.

Seien Sie sich darüber im Klaren, dass Sie lediglich Impulsgeber dafür sind, dass bei Ihrem Gegenüber die Selbstheilungskräfte in Gang gesetzt werden. Ich kann gut verstehen, dass Ihr Ego den Erfolg für sich verbuchen möchte, und natürlich wäre ohne Ihr Zutun nichts passiert. Doch geheilt hat sich Ihr Gegenüber selbst. Auch ist es sinnvoll, die eigenen Gefühle außen vor zu lassen. Das fällt nicht immer leicht, doch hilft es dem anderen wenig, wenn Sie in einem möglichen Prozess emotional mit dabei sind. »Geteiltes Leid ist halbes Leid«, sagt der Volksmund so schön, aber das stimmt nicht: Es wäre doppeltes Leid. Genießen Sie die Wunder, die passieren dürfen.

Sie haben eine Absicht: Sie möchten heilen. Egal, worum es gerade geht, diese Absicht ist hierbei wichtig. Doch seien Sie frei von Erwartungen. Der Heilungsprozess vollzieht sich auf die Art und Weise, wie er passieren soll. Was genau das Resultat ist, darauf haben Sie keinen Einfluss. Erklären Sie dies Ihrem Gegenüber. Somit können Sie niemanden enttäuschen. Ich habe schon unterschiedlichste Dinge erlebt: von gar keinem Resultat über einen schleichenden Heilungsprozess bis hin zu sofortiger, massiver Wirkung. Hierzu möchte ich Ihnen zwei kurze Geschichten erzählen:

Die eine ist mir während eines meiner Seminare passiert. Ich arbeitete mit einer Person auf der Bühne. Vor mir saßen 50 gespannte Seminarteilnehmer. Es ging um den Ausgleich von Schmerzen. Alles war gut. Während des Heilungsprozesses hatte ich bereits ein merkwürdiges Gefühl. Und es kam, was kommen sollte, nämlich keine Veränderung. Können Sie sich vorstellen, wie ich mich fühlte, als ich von dieser Methode schwärmte und 100 auf mich gerichtete Augen sahen, dass nichts passierte? Ich atmete also zweimal tief durch und begann, Fragen zu stellen.

Nach knapp fünf Minuten stellte sich heraus, dass die Heilung gar nicht stattfinden durfte! Die Person hatte nämlich einen großen Vorteil davon, dass die Schmerzen vorhanden waren. Sie würde Dinge tun müssen, zu denen sie nicht bereit war, wenn die Schmerzen in dem Moment gehen würden. So nutzte sie also das Phänomen Schmerz, um nicht handeln zu müssen. Das alles fand selbstverständlich nicht auf der bewussten, sondern der unbewussten Ebene statt.[14] Sie wusste nicht, dass sie sich diese Manipulationsstrategie angeeignet hatte. Auf der bewussten Ebene wollte sie, dass die Schmerzen gehen, doch unbewusst ließ sie dies

14 An anderer Stelle in diesem Buch erkläre ich, wie und warum wir uns solche Manipulationsstrategien angeeignet haben und wie wir sie wieder loswerden.

nicht zu. Welch ein komisches Spiel wir doch manchmal spielen. Doch ist es das Spiel des Lebens, nichts anderes.

Die zweite Geschichte spielte sich während der Ausbildung zum »Quantum Energy Coach« ab. Zwei Teilnehmer arbeiteten miteinander. Es ging um das Lösen von Ängsten. Der Arbeitsprozess begann, und auf einmal bäumte sich der Körper der zu Heilenden auf, schüttelte sich und gab keine Ruhe. Was war passiert? Durch die Übung war die zu heilende Person an Kindheitserinnerungen gekommen, die sie tief in ihrem Unterbewusstsein vergraben hatte. Sie lagen unterhalb der Angst. Während des gesamten Prozesses war ihr Verstand völlig klar. Sie konnte sich in Ruhe mit uns unterhalten. Doch die Emotionen, die gleichzeitig hochkamen, ließen ihren ganzen Körper erbeben. Die Teilnehmerin wurde durch den Prozess geführt, und in dem Moment durfte ein Kindheitstrauma gehen. Was auch immer wir mit »Quantum Energy« hervorholen, es findet immer zur richtigen Zeit statt.

Der Punkt »immer bei sich selbst beginnen« zielt auf das Thema »Selbstverantwortung« ab. Sind Sie schon einmal geflogen? Wenn die Stewardess die Sicherheitsvorkehrungen erklärt, sagt sie ausdrücklich folgendes: »Im unwahrscheinlichen Fall eines Druckverlustes fallen aus der Decke automatisch die Sauerstoffmasken herunter. Bitte setzen Sie zuerst sich selbst die Maske auf, bevor Sie anderen helfen.« Wie wollen Sie auch anderen helfen, wenn Sie selbst keine Luft mehr erhalten?

Also sorgen Sie auch bei der Heilung immer zuerst dafür, dass es Ihnen gut geht. Anschließend können Sie mit der Heilung beginnen.

Die letzte Voraussetzung für eine erfolgreiche Heilung ist das Üben. Aus dem Sport wissen wir, dass Spitzenathleten nur deshalb so erfolgreich sind, weil sie unablässig trainieren. Das bedeutet nicht, dass Sie den Heilungsprozess ständig wiederholen müssen. Hierfür reicht oftmals eine einmalige Heilungssitzung aus. Worum es beim Üben geht, ist das Heilen an sich. Es sei denn, Sie möchten dieses Buch lediglich als Nachschlagewerk für sich selbst verwenden und nur in Notfällen »Quantum Energy« anwenden. Wenn Sie jedoch Ihr Leben oder das von anderen Menschen wirklich verändern möchten, dann bedarf es der ständigen Übung. Damit Sie Routine in der Anwendung von »Quantum Energy« bekommen.

Voraussetzungen für den zu Heilenden:

- je größer das Vertrauen, desto größer der Erfolg
- Angst über Misserfolg beeinträchtigt das Ergebnis
- aktiv werden und handeln

Handelt der Heiler achtsam und respektvoll, kann der zu Heilende sich mehr auf die Heilung einlassen. Mein Erfolgsrezept in meinen Seminaren und Coachings ist, dass ich sehr schnell Vertrauen aufbauen kann. Durch dieses Vertrauen können sich die Menschen öffnen, in diesem Fall für den Heilungsprozess. Das ermöglicht einen deutlich größeren Heilungserfolg. Fragen Sie zu Beginn der Anwendung, ob Ihr Klient der Arbeit und Ihnen vertraut. Tut er dies nicht, fragen Sie ihn, was Sie tun können, damit er Vertrauen findet. Vielfach sind Menschen schon zu vielen Ärzten, Therapeuten oder Heilpraktikern gegangen, ohne dass sich ihre Situation gebessert hat. Dann ist es nachvollziehbar, dass das Vertrauen in bzw. der Glaube an Heilung eher gering ist. Und es gibt Menschen, die sich, meist unbewusst, damit rühmen, dass niemand ihnen helfen kann – mich einst mit eingeschlossen: Meine Therapeutin, die einzige, die ich früher an mich heranließ, erkannte sehr schnell, dass ich eine optimale Vermeidungsstrategie für Glück und Zufriedenheit besaß. Ich ließ unbewusst jeden an mir scheitern. Heute frage ich mich ernsthaft, was ich damals tat. Doch wie alles im Leben gab es auch dafür einen guten Grund. Erinnern Sie sich an die Geschichte von Marcels Blutphobie? Unser Verstand ist sehr machtvoll. Und so sind wir sehr gut in der Lage, mangels Vertrauen den Heilungsfluss zum Versiegen zu bringen.

Ähnlich verhält es sich mit der Angst vor Misserfolg. In Kapitel 2.6 erfahren Sie, was mit unseren Zellen passiert, wenn wir Angst haben, und wie diese Angst Heilung verhindern kann.

Der letzte Aspekt ist das eigentliche Handeln. Dabei trennt sich die Spreu vom Weizen. Spätestens hier stellt sich heraus, ob der zu Heilende wirklich eine Veränderung oder Heilung möchte. Bei vielen Klienten kommen die Beschwerden oder die Unzufriedenheit nach geraumer Zeit wieder. Ich fragte mich anfänglich, woran das liegen könne und ob die Methode noch nicht gut genug sei. Doch wenn ich diesen Menschen dann die Frage stellte, ob sie die Übungen regelmäßig durchführten, kam ein verschüchtertes Nein mit jeder Menge Gründen, weshalb sie die Übungen nicht machten. Oder sie nahmen ihr Leben nach den Übungen nicht aktiv in die Hand, sondern machten so weiter wie zuvor. An dieser Stelle beißt sich die Katze in den Schwanz: Wenn wir Veränderung oder Heilung wünschen, jedoch anschließend nichts dafür tun, war alle Mühe umsonst. Sehen wir die Übungen jedoch als unsere Chance und werden aktiv, nehmen wir also unser Leben selbst in die Hand, als die Schöpfer, die wir sind, verändert sich unser Leben – dauerhaft.

Somit ist der Prozess von »Quantum Energy« ein Dreiklang aus Verstehen, Verändern und Handeln! Dieser garantiert nachhaltige Veränderung und Heilung.

Ich verstehe, warum ich so bin, wie ich bin!

↓

Ich stelle die Ur-Matrix wieder her!

↓

Ich werde aktiv und erschaffe mich und mein Leben neu!

1.7 Der kinesiologische Test

»Aus dem Mund kann eine Lüge entweichen.
Der Körper spricht nichts als die Wahrheit.«

Machen Sie den kinesiologischen Test (auch Muskeltest genannt), bevor Sie irgendeine der Übungen durchführen. Durch dem Test erfahren Sie, ob es jetzt sinnvoll und angemessen ist, dass z. B. ein bestimmtes Muster, eine Angst oder ein Schmerz gehen darf. Ihr Körper lügt nie, und das nutzen wir, um das Bewusstsein zu umgehen. Die Kinesiologie besagt, dass Dinge, die wahr und richtig sind, uns Kraft schenken. Dinge, die uns nicht guttun oder unwahr sind, schwächen uns. Pressen Sie als Rechtshänder den Daumen und Zeigefinger der rechten Hand, als Linkshänder Daumen und Zeigefinger der linken Hand fest aneinander. Greifen Sie mit den gleichen Fingern der anderen Hand derart hinter die zusammengepressten Finger, dass sie zwei »Kettenglieder« bilden. Sagen Sie »Mein Name ist X« (setzen Sie für »X« Ihren Namen ein), und versuchen Sie, die Kettenglieder auseinander zu ziehen. Sie werden feststellen, dass es schwer geht. Gehen Sie erneut in die Ausgangsposition und wiederholen Sie den obigen Aussagesatz, doch nennen Sie jetzt einen völlig anderen Namen (Sie lügen also), und versuchen Sie dann, die Kettenglieder auseinander zu ziehen. Geht es jetzt (deutlich) leichter? Sie können auch andere Beispiele verwenden, bei denen Sie einmal die Wahrheit sagen und einmal lügen.

Das war der Vortest. Führen Sie die Übung nun zum dritten Mal durch. Stellen Sie folgende Frage: »Ist es jetzt sinnvoll und angemessen, dass Y (setzen Sie für »Y« Ihr Thema ein) gehen/heilen/sich verändern darf?«

Konnten Sie die Finger leicht oder nur sehr schwer voneinander trennen? Es ist wichtig, dass Sie hier ehrlich zu sich selbst sind. Denn wenn heute noch nicht der richtige Zeitpunkt da ist und sie die Übung dennoch durchführen, werden Sie vom Resultat enttäuscht sein. Dann gilt es erst einmal zu verstehen, wozu dieses Problem gut ist und worauf es Sie hinweisen möchte. Es ist wichtig, dass Sie verstehen, dass Ihnen dieses Problem in der Vergangenheit für etwas dienlich war. Erkennen Sie das Positive in diesem Problem, selbst wenn es heute seinen Zweck verloren hat und Sie eher behindert statt förderlich zu sein.

1.8 Die vier Lebensbereiche des Menschen

»Heilung ist immer da, wir müssen sie lediglich erkennen.«

Als ich anfing, »Quantum Energy« und die dazugehörigen Seminare zu entwickeln, schuf ich zuerst einen Tages-Workshop. Diesen nannte ich »Transformation Pur«. Die Teilnehmer waren begeistert. Doch vermittelte er so viel geballtes Wissen, dass mir schon bald klar wurde: Es brauchte mehr als nur einen Tages-Workshop. Vor allem, weil immer mehr Übungen hinzukamen. So entschied ich mich dafür, jeweils einen Workshop pro Lebensbereich zu entwickeln.

Dies war die Geburtsstunde von:
- »Quantum Energy Healing« – für den Lebensbereich »Gesundheit«
- »Quantum Energy Relations« – für den Lebensbereich »Beziehungen und Liebe«
- »Quantum Energy Success« – für den Lebensbereich »Karriere, Berufung, Erfolg und Reichtum«
- »Quantum Energy Spirit« – für den Lebensbereich »Spiritualität und Lebenssinn«

Auf genau diese Weise ist auch das Buch aufgebaut. Schauen Sie einfach in den jeweiligen Kapiteln, welches Thema für Sie jetzt gerade von Bedeutung ist. Sie werden immer etwas finden, das Sie in Ihrem Leben einen Schritt weiter bringen wird.

Willkommen in der Welt des Quantenbewusstseins.

2. Quantum Energy Healing

»Jede Krankheit hat ihren Sinn.
Sie möchte uns auf etwas aufmerksam machen.
Leider hören wir viel zu wenig hin.
Lauschen wir also unserem Körper!«

2.1 Gesundheit und Heilung

»Wenn wir lernen, unseren Fokus mehr und mehr
auf das zu richten, was wir wollen,
anstatt auf das, was wir nicht wollen,
verändert sich unser Leben automatisch.
So wird aus Krankheit Gesundheit.«

Gesundheit ist ein natürlicher Zustand, das Geburtsrecht jedes Menschen. Doch führen gewisse Umstände immer wieder dazu, dass wir alles andere als gesund sind. In den meisten Fällen sorgen wir selbst für diese Umstände. Ob es nun daran liegt, dass wir uns schlecht ernähren, zu wenig Sport treiben oder uns zu hohem Stress aussetzen – wir sind zu 100% selbst verantwortlich. Denn nur, wenn wir uns selbst für unsere

Gesundheit verantwortlich fühlen, sind wir auch in der Lage, uns gesund zu erhalten.

Es gibt ein Naturgesetz, das besagt, dass die Energie der Aufmerksamkeit folgt. Viele von Ihnen kennen es wahrscheinlich als das »Gesetz der Anziehung« bzw. »Gesetz der Resonanz«. Spätestens seit dem Buch oder Film *The Secret – Das Geheimnis*[15] geht dieses Gesetz rund um die Welt. Es ist ein Gesetz wie das Gesetz der Schwerkraft. Es gilt also immer. Die Quantenphysik zeigt dieses sehr schön in ihrem Doppelspaltexperiment,[16] in dem ein Beobachter das Ergebnis eines Experiments allein durch seine Beobachtung beeinflusst. Es ist kaum vorstellbar und dennoch wahr.

Daher müssen wir unsere Aufmerksamkeit völlig neu ordnen. Wenn wir also in der Vergangenheit unsere Aufmerksamkeit auf die vorhandene Krankheit oder die Schmerzen gerichtet hatten, gilt es jetzt, den Fokus auf die Gesundheit zu verlegen. Allein dadurch geschieht bereits Heilung. Vor etwa einem Jahr ist mir bewusst geworden, dass ich dies in einer gewissen Situation bereits schon lange automatisch tue. Immer dann, wenn ich mich irgendwo stoße oder mir anderweitig physische Schmerzen zustoßen, lenke ich blitzschnell meine Aufmerksamkeit auf etwas ganz anderes. Was ist das Resultat? Der anschwellende Schmerz geht sofort zurück.

---

15 Byrne, R.: *The Secret – Das Geheimnis,* Arkana-Verlag 2007

16 Das Doppelspaltexperiment. Mehr hierzu beispielsweise auf YouTube oder in dem Film *Bleep – Down the Rabbit Hole,* Horizon-Verlag 2007. YouTube ist eine Webseite im Internet, auf der Sie viele Millionen Videos finden, die von Internetnutzern dort aufgespielt wurden. www.youtube.de

Eltern nutzen diese Erkenntnis unbewusst, indem sie die Aufmerksamkeit des Kindes, das gerade hingefallen ist, auf etwas anderes lenken. Das Kind steht auf und läuft weiter, ohne Tränen und Schmerzen. Die meisten Erwachsenen richten ihren Fokus genau auf den Punkt, wo es schmerzt. Die Energie folgt der Aufmerksamkeit, und der Schmerz wird stärker.[17] Probieren Sie es aus, uns es wird sich etwas in Ihrem Leben verändern, garantiert.

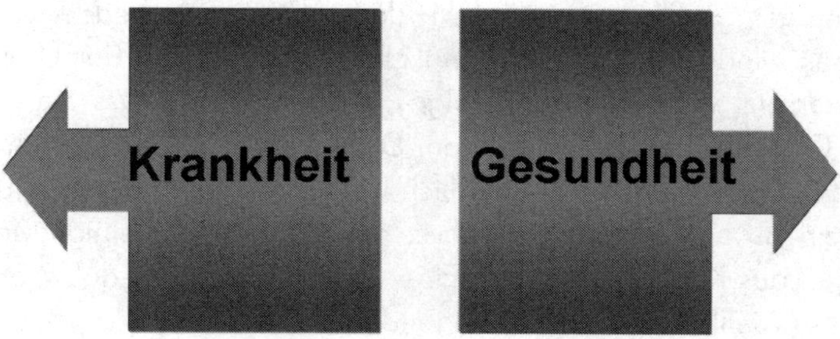

Worauf richten Sie Ihre Aufmerksamkeit?

»Quantum Energy« fokussiert sich immer auf das gewünschte Ergebnis, daher ist diese Arbeit so erfolgreich. Es geht um das, was Sie *wollen*, und nicht darum, was Sie *nicht mehr wollen*.

17 Spezialklinken nutzen diese Erkenntnis heute erfolgreich, um den sogenannten Phantomschmerz bei amputierten Gliedmaßen zu beseitigen, indem sie mittels eines Spiegels dem Gehirn suggerieren, es gäbe kein fehlendes Körperteil. Das optische Signal reicht aus, »dass sich die Verhältnisse in der Hirnrinde wieder dem Zustand vor der Amputation annäherten.« Aus: GEO, Heft Mai 2010, S. 117/118.

2.2 Die Energie spüren, die zu Veränderung und Heilung führt

»In Kontakt mit dem Quellbewusstsein setzt die Heilung bereits ein.«

In Kapitel 1.4 habe ich beschrieben, mit welcher Energie »Quantum Energy« die Heilimpulse setzt: mit dem »Quellbewusstsein«. Der Kontakt mit dem Quellbewusstsein führt dazu, dass die verhedderten Informationen wieder in ihren ursprünglichen Zustand, den der Ur-Matrix, zurückversetzt werden. In der Folge geht es darum, dass Sie sich an dieses Quellbewusstsein gewöhnen. Denn immer wieder werden Sie in diesem Buch auf ganz unterschiedliche Art und Weise mit dem Quellbewusstsein in Kontakt kommen. Führen Sie deshalb noch einige Male die Übungen aus Kapitel 1.4 durch. Eine weitere Übung für das Wahrnehmen des Quellbewusstseins ist folgende:

Das Quellbewusstsein über den Atem erfahren

Schließen Sie Ihre Augen. Konzentrieren Sie sich nur auf Ihren Atem, wie er kommt und wieder geht. Nehmen Sie ihn lediglich wahr, ohne weiter darüber nachzudenken. Einfach nur wahrnehmen. Fühlen Sie etwas? Ruhe, Frieden, Geborgenheit …? Öffnen Sie dann wieder Ihre Augen. War es das gleiche Gefühl wie bei der Übung »Quellbewusstsein erfahren«? Das ist die Energie dieses Bewusstseins.

Je häufiger Sie mit dieser Quelle des Bewusstseins in Kontakt kommen, und je länger Sie darin verweilen können, desto mehr wird sich in Ihrem Leben etwas zum Positiven verändern. Doch ist dies Thema von »Quantum Energy Spirit« und soll in Kapitel 5 beschrieben werden.

2.3 Der Körper als perfekter Signalgeber

»Dein Körper sollte dir heilig sein – ohne ihn wärst du nichts.«

Unser Körper ist absolut perfekt. Er besteht aus 50 Billionen Zellen, denen zwar unterschiedlichen Funktionen zugeordnet sind, doch alle den gleichen Code beinhalten, die DNS. Das bedeutet, dass jede Zelle die kompletten Informationen besitzt, die Ihr Körper braucht, um voll funktionsfähig zu sein. Jede Zelle hat ein vollständiges Nervensystem, Verdauungssystem, Atemsystem usw. In Russland arbeiten Wissenschaftler bereits seit den 90er-Jahren sehr erfolgreich daran, aus diesem Wissen heraus Organe wieder nachwachsen zu lassen. Einer dieser Wissenschaftler, Grigorij Petrovitsch Grabovoj, sagt: »Eine Regeneration verlorener Organe ist möglich, weil die Information über das gesunde Organ in einem informativen Feld für immer gespeichert bleibt. Der physische menschliche Körper ist eine manifestierte Struktur, die sich aus einer durch die Schöpfung vorbestimmten Informationsstruktur, einer Ur-Matrix, entwickelt.«[18] Auf diese Weise arbeitet auch »Quantum Energy«: die Grundordnung – die Ur-Matrix – wird wiederhergestellt.

In unserem Körper finden pro Sekunde zig Milliarden verschiedener Vorgänge statt. Diese sind notwendig, um unser Leben zu gewährleisten. Gleichzeitig kennen wir erst einen Bruchteil all dieser Funktionen. Einfach grandios, dieser Körper, ausgerichtet darauf, optimal zu funktionieren. Haben wir beispielsweise eine Wunde, so wird alles in Gang gesetzt, damit diese so schnell wie möglich verheilt. Haben wir eine

18 Nachzulesen in der Trilogie *Die Erschaffung der Welt* von Arkadij Petrov, RARE WARE Medienverlag 2010. In diesen drei Bänden beschreibt Petrov detailliert, wie eine Regeneration von Organen und Zähnen möglich ist. Ähnlich wie ich in Kapitel 1 schreibt er, dass sich alle Informationen in unserem sogenannten Quanten-Hologramm bzw. Energiefeld, das uns umgibt, befinden. Mithilfe dieser Informationen lässt sich der ursprüngliche Zustand wiederherstellen.

Erkältung, braucht der Körper im Allgemeinen eine Woche, um wieder gesund zu sein, mit oder ohne der Zuhilfenahme von Medikamenten. Ist also irgendetwas nicht in Ordnung, so weist uns der Körper darauf hin. Verlangen wir zu viel von ihm, so sorgt er dafür, dass er Ruhe bekommt. Dies beginnt meist mit kaum erkennbaren Anzeichen, zum Beispiel mit Schlappheit oder Müdigkeit. Nehmen wir dieses Gefühl nicht wahr und sorgen nicht für einen Ausgleich, wird mit der Zeit das Immunsystem schwächer und der Körper anfälliger. So ist es nicht verwunderlich, wenn wir kurze Zeit später eine Erkältung bekommen. Das ist ein weiterer Versuch des Körpers, Ruhe zu erhalten. Weil eine Erkältung für uns wenig Grund zur Besorgnis ist und es genügend Medikamente gibt, um die Symptome zu bekämpfen, ignorieren wir in vielen Fällen auch dieses Signal. Das Immunsystem fährt weiter herunter und wir bekommen eine Krankheit, die schlimmer ist als die Erkältung. Viele Menschen, vor allem Manager, hören auch auf diese Signale nicht und nehmen stärkere Medikamente, um auf keinen Fall in der Firma zu fehlen. Am Ende dieser Kette stehen z. B. Burn-out, Schlaganfall oder Herzinfarkt. All diese vermeintlichen »Krankheiten« waren der Versuch des Körpers, optimal für sich zu sorgen. In diesem Fall für Ruhe.

Mein Vater erhielt 1992 im Alter von 54 Jahren für das Ignorieren seines Körpers die dauerhafte Ruhe. Er verstarb an den Folgen eines Herzinfarktes. Und das alles nur, weil er infolge von Stress all die kleinen Signale zu Beginn überhörte oder vielleicht auch überhören wollte. Was von beidem es war, kann ich nicht sagen. Auf jeden Fall habe ich dadurch gelernt, auf meinen Körper zu hören.

Unser Körper ist der perfekte Signalgeber. Er ist immer darauf ausgerichtet, sich optimal zu versorgen. Lernen Sie auf ihn zu hören und viele Krankheiten und Schmerzen werden überflüssig und treten erst gar nicht in Erscheinung.

Jetzt werden Sie vielleicht sagen, dass dies in der heutigen Wirtschaftslage kaum möglich ist. Da gebe ich ihnen einerseits Recht. Andererseits erinnere ich Sie an Ihre Selbstverantwortung: Sie sind für sich und Ihren Körper zu 100% selbst verantwortlich und entscheiden, wo Sie Ihre Prioritäten setzen. Es gibt Firmen, die Mitarbeiter mit Grippe aus Fürsorge nach Hause schicken. Dies tun sie auch deshalb, weil sie wissen, dass er nur einen Bruchteil seiner normalen Leistung erbringen kann und zudem die Ansteckungsgefahr für seine Kollegen hoch ist.

2.4 Glaube und Gesundheit: Ein Modell des Lebens

»Achte auf deine Gedanken, denn sie werden deine Worte.
Achte auf deine Worte, denn sie werden deine Taten.
Achte auf deine Taten, denn sie werden deine Gewohnheiten.
Achte auf deine Gewohnheiten, denn sie werden dein Charakter.
Achte auf deinen Charakter, denn er wird dein Schicksal.«
(aus dem *Talmud*)

Widmen Sie diesem Abschnitt ganz besondere Aufmerksamkeit. Er ist wahrscheinlich einer der wichtigsten überhaupt, denn er zeigt Ihnen auf, warum Sie so sind, wie Sie sind. Aus diesem Grund werde ich auch besonders ausführlich: es geht um das »Modell des Lebens«!

Wie wir bereits festgestellt haben, ist unser Verstand sehr machtvoll. Wenn der Verstand in unserer Vergangenheit entsprechend gut programmiert wurde, dann haben wir im Regelfall auch eine gute Gesundheit. Ist die Programmierung nicht so gut ausgefallen, dann leiden wir häufiger an Schmerzen, sind anfälliger für Krankheiten, sind voll von

Ängsten usw. Was bedeutet das? Ganz einfach: Die Wissenschaft ist heute so weit fortgeschritten, dass sie sagen kann, nicht unsere Gene steuern unsere Gesundheit, sondern unser Geist. Die Zellbiologie, allen voran die Epigenetik,[19] setzt hier neue Maßstäbe. Demzufolge sind wir nicht durch unsere Gene geprägt bzw. gesteuert, sondern durch unsere Umwelt. Wussten Sie, dass Kinder bis zum Alter von sechs Jahren nicht in der Lage sind, bewusste eigene Entscheidungen zu treffen? Ihre neuronalen Netzwerke sind hierfür noch nicht weit genug entwickelt. Das bedeutet, dass sie alles, was sie über ihre Sinne erfahren, unbewusst aufnehmen. Es wird sozusagen ungefiltert wahrgenommen und vom Gehirn verarbeitet. Alles, was sie in dieser Zeit über Gesundheit erfahren, nehmen sie für bare Münze. Für Kinder sind ihre Eltern wie Gott. Alles, was diese sagen, muss demnach wahr sein. Was bedeutet das im Einzelnen? Die alte Sichtweise der Biologie besagt beispielsweise: Wenn Sie in einer Familie leben, in der in den vergangenen Generationen Krebs in Erscheinung getreten ist, dann ist die Chance sehr hoch, dass Sie ebenfalls an Krebs erkranken. Die Epigenetik besagt, dass dies so nicht stimmt. Wenn Sie jedoch immer wieder hören, dass in der Familie Krebs auftreten kann, dann entwickelt sich in Ihnen eine unbewusste Überzeugung, dass auch Sie an Krebs erkranken können. Der Glaube versetzt bekanntlich Berge. Dieser tief sitzende Glaube kann dazu führen, dass Sie tatsächlich an Krebs erkranken. Wenn Sie jedoch der festen Überzeugung sind, dass Ihre Zellen kerngesund sind, werden sich Ihre Zellen nicht negativ verändern. Ihre Überzeugung beeinflusst also die Zellinformation. Ich spreche hier nicht von bewussten, sondern von unbewussten Überzeugungen. Positives Denken hilft in dieser Situation wenig. Warum das so ist, möchte ich Ihnen anhand des sogenannten »Lebensmodells« aufzeigen.

19 Die *Epigenetik* befasst sich mit Zelleigenschaften, die auf Tochterzellen vererbt werden, aber nicht in der DNS festgelegt sind.

Haben Sie sich schon einmal Gedanken darüber gemacht, warum Sie so sind, wie Sie sind, und wie es dazu gekommen ist? Wie ist Ihre Welt, in der Sie leben, entstanden? Ich spreche hier nicht von der gesamten Welt, sondern von Ihrer »kleinen Welt«, in der Sie sich jeden Tag bewegen. Von Geburt an und sogar schon im Bauch der Mutter werden wir durch Reize geprägt, die wir über unsere Sinne wahrnehmen. Wir lernen von unseren Eltern, unseren Lehrern und den Medien, wie die Welt ist. Z. B. was wir dürfen und was wir zu lassen haben, was gut und was schlecht ist. Wir lernen durch Erfahrungen, entwickeln Überzeugungen, Einstellungen und Werte. So gestalten wir unsere Welt. Die Quantenphysik spricht hierbei von der »Matrix«. Ihre Welt ist also die Matrix, in der Sie sich jeden Tag bewegen.

Meine Welt

Erfahrungen, Glauben, Glaubenssätze,
Werte, Kultur, Einstellungen, Eltern,
Lehrer, Freundeskreis …

Meine Welt – meine Matrix

Mit all Ihren Überzeugungen und Erfahrungen leben Sie jeden Tag in Ihrer Matrix. Sie schauen also durch Ihre eigene imaginäre Brille, einen Filter, durch den Sie Ihre Welt betrachten. Stellen Sie sich einmal vor, drei Menschen gehen gemeinsam in einen Wald: ein Botaniker, ein Holzfäller und ein Jogger. Sie alle gehen durch denselben Wald, doch jeder nimmt ihn ganz anders wahr. Jeder sieht den Wald durch seinen Filter.

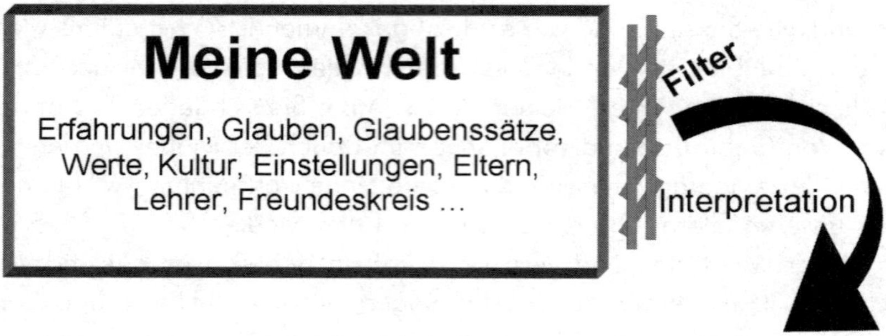

Meine Welt, gefiltert durch all meine Erfahrungen und Überzeugungen

Alle Situationen, die Sie erleben, betrachten Sie durch diese Brille und interpretieren sie entsprechend. Angenommen, Sie leben als kleines Kind in einer Familie, in der die Eltern viel arbeiten und nur wenig Zeit für Sie finden. Sie erhalten also nicht die Aufmerksamkeit, Anerkennung und Liebe, die Sie sich wünschen. Wie im Kindesalter üblich, spielen Sie viel und fallen ab und an hin. Einmal stürzen Sie so heftig, dass Sie sich ernsthaft verletzen. Und wie durch ein Wunder sind Ihre Eltern auf einmal ganz für Sie da, kümmern sich um Sie, weil sie sehr besorgt sind. Was, glauben Sie, lernen Sie durch diese Situation? Denken Sie daran, dass bei Kindern in den ersten sechs Jahren kein bewusstes Lernen stattfindet. Sie werden also gesund und die Eltern folgen wieder Ihrer Arbeit. Einige Wochen später passiert Ihnen erneut etwas und Sie erhalten wiederum die volle Aufmerksamkeit Ihrer Eltern. Was erleben Sie also in Ihrer Kindheit? Richtig, Sie bekommen immer dann die volle Aufmerksamkeit und Liebe, wenn Sie krank oder verletzt sind. Daraus entwickelt sich eine unbewusste Überzeugung: »Ich bekomme Liebe und Aufmerksamkeit, wenn ich krank bin.« Diese wird zu einer unbewussten Strategie und somit zu einem Verhaltensmuster, das sich bis ins hohe Alter fortführt. Dummerweise verselbständigt sich dieses Verhaltensmuster, und Sie werden im Laufe Ihres Lebens häufig krank, haben ein labiles Immunsystem usw.

Doch zurück zum Lebensmodell. Diese unbewusste Überzeugung ist also zu Ihrer Matrix geworden, zur Gewohnheit. Treffen Sie in Ihrem Leben auf Situationen, in denen Sie nicht genügend Aufmerksamkeit und Liebe erhalten, schaut Ihr Unbewusstes durch seinen Filter, interpretiert die Situation und wird wohl was machen? Krank werden! Ihnen scheint das an den Haaren herbeigezogen? Dann schauen Sie sich Ihr Leben an, wie es von Ihren Überzeugungen und Verhaltensmustern geprägt ist und wie diese Sie tagtäglich in Ihrem Hamsterrad laufen lassen.

Noch ein weiteres Beispiel: Sie haben als Kind immer wieder erfahren müssen, wie sehr Ihre Mutter während ihrer Menstruation gelitten hat. Anfänglich wussten Sie nichts von der Monatsblutung, später erfuhren Sie davon in der Schule. Jahrein, jahraus sahen Sie Ihre Mutter leiden. Wie wird Ihre Überzeugung bezüglich der Menstruation sein? Regelschmerzen sind normal und brutal. Auch hier schaut Ihr Unterbewusstsein durch die Brille und interpretiert die monatlichen Situationen. Der Körper verhält sich entsprechend, denn er hatte genug Zeit zum Lernen. Man kann das als einen »Stempelabdruck« in Ihren Zellinformationen bezeichnen, eine Programmierung. Die Erfahrungen prägen Ihre Ergebnisse, jeden Monat erneut. Und somit bestätigt sich Ihre Welt, Ihre Matrix, Ihr Leben: Die Regel ist etwas sehr schmerzhaftes. Unbewusst selbstverständlich, weil wir ja zu über 95 % unbewusst handeln.

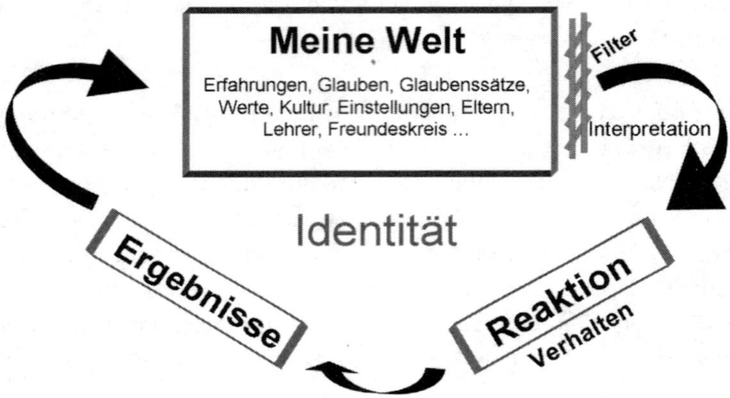

Meine Welt prägt mein Verhalten und meine Ergebnisse.

So ist es mit all Ihren Überzeugungen. Sie sind Ihre Gewohnheiten. Schauen Sie sich einmal die Hirnforschung an: Sie zeigt sehr schön auf, wie eine Gewohnheit entsteht. In Ihrem Gehirn gibt es Milliarden von sogenannten neuronalen Vernetzungen. Diese Nervenstränge stellen all unsere Erfahrungen dar, alles, was wir gelernt haben. In jeder Sekunde gibt es »unendlich« viele Hirnaktivitäten. Neuronale Vernetzungen entstehen, wenn das Ende eines Nervenstranges, die Synapse, aktiv wird und an einen anderen Nervenstrang andockt. Das passiert andauernd. Sie dockt beispielsweise dann an, wenn wir etwas tun. Durch die Energie, die sie »abfeuert«, bleibt sie für einen gewissen Zeitraum an diesem Nervenstrang kleben. Dann sucht sie sich einen anderen Nervenstrang. Wenn wir jedoch eine bestimmte Handlung oder Denkweise wiederholen bzw. etwas immer wieder erneut wahrnehmen, dann bleibt die Synapse an derselben Stelle und »verklebt« dauerhaft. Eine neue neuronale Vernetzung ist geschaffen. Das bezeichnen wir als Gewohnheit. So mussten Sie sich z. B. in der Fahrschulzeit vieles merken, um Auto fahren zu können: Den Blinker setzen, schalten, das Gaspedal, die

Kupplung und die Bremse betätigen und dabei auch noch den Verkehr beobachten. Heute machen Sie das ganz automatisch, weil sich durch die vielfache Wiederholung neuronale Vernetzungen, also Gewohnheiten, gebildet haben. Sie fahren inzwischen Auto, ohne großartig darüber nachzudenken und sind sogar noch in der Lage, sich während des Fahrens mit Ihrem Beifahrer zu unterhalten.

Was können Sie tun, um Ihre Ergebnisse zu verändern? Damit Sie endlich gesund bzw. heil werden oder bleiben? Die meisten Menschen machen folgendes: Sie verändern ihr Verhalten. Schauen Sie sich das Schaubild des Lebensmodells noch einmal genau an. Was passiert, wenn Sie Ihr Verhalten verändern? Sie reagieren auf bestimmte Situationen anders durch Ihr verändertes Verhalten und erhalten somit neue Ergebnisse. Doch was passiert anschließend? Ihre neuen Ergebnisse treffen auf Ihre bisherige Welt. Bei den meisten Menschen funktioniert deshalb eine Verhaltensänderung beim ersten Mal wunderbar, vielleicht auch noch beim zweiten Mal. Doch beim dritten Mal siegt die Gewohnheit, und Sie landen wieder in Ihrem alten Verhalten.

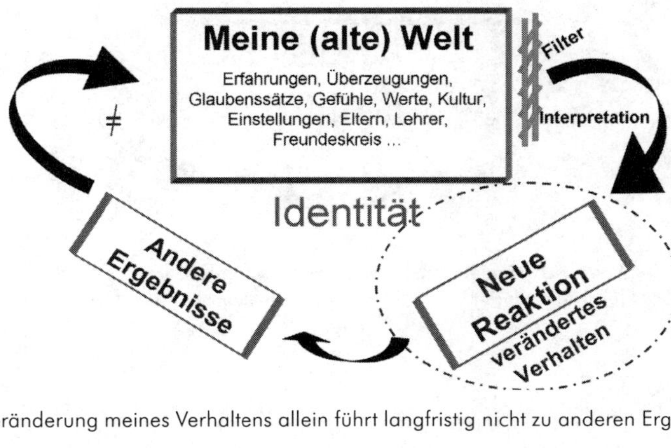

Die Veränderung meines Verhaltens allein führt langfristig nicht zu anderen Ergebnissen.

Es mag sogar sein, dass bei einfachen oder leichten Überzeugungen und emotionalen Verhaltensmustern diese Strategie dauerhaft funktioniert, weil Sie durch die veränderten Ergebnisse in der Lage sind, neue Verhaltensmuster aufzubauen. Doch im Regelfall – und das kennen Sie sicherlich nur zu gut – landen Sie wieder in Ihrem alten Muster.

Wenn also Ihre Überzeugungen Ihr Leben prägen, dann ergibt es auch nur Sinn, wenn Sie Ihre Überzeugungen verändern. Das ist des Rätsels Lösung, das ist eines *der* Geheimnisse des Lebens.

Verändern Sie Ihre Überzeugungen
und Sie verändern Ihr Leben: dauerhaft!

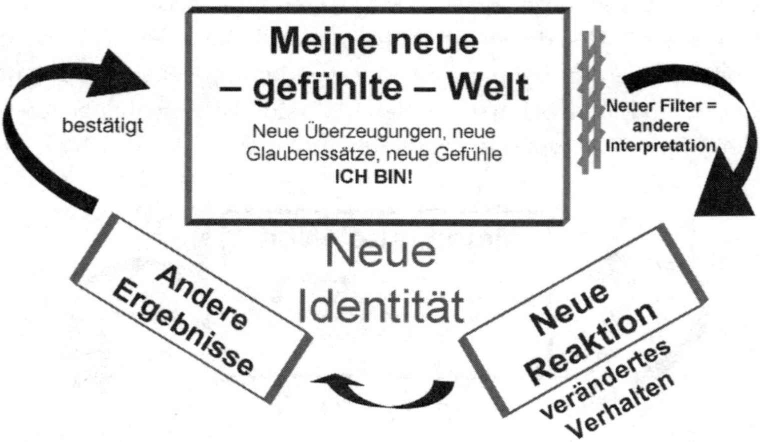
Meine neue
– gefühlte – Welt
Neue Überzeugungen, neue
Glaubenssätze, neue Gefühle
ICH BIN!
bestätigt
Neuer Filter =
andere
Interpretation
Neue
Identität
Andere
Ergebnisse
Neue
Reaktion
verändertes
Verhalten

Die Veränderung meiner Überzeugungen verändert mein Verhalten.
Dies führt zu anderen Ergebnissen und somit zu einer neuen Weltsicht.

Wie beim Doppelspaltexperiment der Quantenphysik erzeugt eine andere Betrachtungsweise eine andere Schwingung, die wiederum andere Ergebnisse hervorruft. Oder wie im Lebensmodell dargestellt: Verändern Sie Ihre Überzeugungen, so sehen Sie Ihre Welt durch eine neue Brille und interpretieren alle Situationen entsprechend neu. Dadurch verhalten Sie sich anders, reagieren anders und erhalten automatisch andere Ergebnisse. Und diese anderen Ergebnisse bestätigen wiederum Ihre neue Überzeugung. Letztendlich verändert sich auch Ihre Welt.

Stellen Sie sich also folgende Frage: Was sind Ihre negativen mentalen Glaubensmuster oder -sätze, welche Überzeugungen behindern Sie in Ihrem Leben?

Behindernde mentale Glaubenssätze/ Überzeugungen notieren

Nehmen Sie sich ein Blatt Papier zur Hand. Schreiben Sie alle Ausdrücke, Sätze oder Situationen auf, die Sie in Ihrem Leben beschränken. Es gibt Hunderte davon. Viele beginnen mit »Ich muss …«, z. B. »Ich muss aufpassen, dass ich nicht krank werde«; oder mit »Ich kann nicht …«, beispielsweise »Ich kann nicht gesund sein«, »Ich kann nicht frei sein« (bei Atemwegserkrankungen), »Jedes Jahr habe ich Heuschnupfen« usw. Wie lauten die Aussagen, die Sie damals gelernt haben – sei es von Ihrer Familie, von Ärzten oder über die Medien? Notieren Sie sich alles, was Ihnen einfällt.

Meine Frau Sonja hatte früher so gut wie jede Allergie, die man sich vorstellen konnte. Beim Allergietest gab es nichts, auf das ihre Haut nicht reagierte. Sie können sich vielleicht vorstellen, wie ihr Arm nach dem Test aussah. Die Ärzte verdienten sich an ihr eine goldene Nase. Es gab keine Woche, in der sie nicht irgendeinen Arzt konsultierte. Dass diese Situation äußerst schlimm für sie war, können Sie sich sicherlich vorstellen.

Irgendwann war sie es leid. Sie nutze, ohne es zu wissen, die Erkenntnisse der Quantenphysik. Sie veränderte ihre Überzeugungen von einem Tag auf den anderen und sagte zu sich: »Ich kann alles essen.« Sie tat danach etwas, wovon die Ärzte ihr mit größter Sicherheit abgeraten hätten. Sie aß alles, worauf sie Lust hatte und was sie die letzten zehn oder 20 Jahre nicht gegessen hatte; mit purer Freude und Genuss. Und es passierte, womit keiner rechnete: Sie reagierte auf gar nichts. Seitdem ist sie ihre Allergien los. Im Juni 2010 war sie nach vielen Jahren wieder einmal beim Allergologen und ließ sich testen. Von all den Allergien, die sie ursprünglich einmal hatte, sind lediglich drei übrig geblieben.

Ich möchte Sie nicht dazu anleiten, das Gleiche zu tun. Es geht vielmehr um die Frage, ob Sie bereit sind, alte Überzeugungen gehen zu lassen und gegen neue einzutauschen. Das Beispiel meiner Frau soll aufzeigen, was möglich ist. Erfolgreiches Leben in Zeiten des Quantenbewusstseins bedeutet, sich von alten Überzeugungen zu befreien.

Wie sich Überzeugungen auf eine sanfte Art und Weise verändern lassen, zeigt Ihnen die folgende Übung:

Überzeugungen verändern

Nehmen Sie sich eine Überzeugung aus Ihrer Liste vor. Setzen oder legen Sie sich hin. Schließen Sie Ihre Augen, und machen Sie es sich bequem. Stellen Sie sich vor, wie Sie in einer neuen Überzeugung handeln, also nicht, wie Sie handeln werden, sondern wie Sie bereits handeln. Malen Sie sich die Situation in allen Farben aus. Hören Sie sich handeln, und fühlen Sie vor allem, wie Sie handeln. Je intensiver Sie dies tun, umso besser.

Machen Sie diese Visualisierung am besten jeden Morgen und jeden Abend – jeweils kurz nach dem Aufwachen und direkt vor dem Einschlafen, sieben Minuten lang, 30 Tage ohne Unterbrechung. Sollten Sie es einen Tag auslassen, dürfen Sie wieder von vorn beginnen.

Achten Sie darauf, im Alltag mehr und mehr nach Ihrer neuen Überzeugung zu handeln. Je mehr sie diese integrieren, desto leichter fällt es Ihnen. Sie wird Ihnen somit immer vertrauter und bietet Ihnen die nötige Sicherheit.

Diese sogenannte 30-Tage-Übung beruht auf den neuesten wissenschaftlichen Erkenntnissen der NASA. Bei Experimenten stellte die NASA fest, dass nach 25–30 Tagen des ununterbrochenen Handelns im Gehirn neue und dauerhafte neuronale Vernetzungen und somit neue Gewohnheiten entstehen.

Sie werden sehen, wie Ihre neue Überzeugung mehr und mehr zu Ihrer Natur wird. Es kann sein, dass Ihre alte Überzeugung sich wieder meldet. Das ist normal. Doch werden Sie es erkennen und haben dann die Möglichkeit, sich der neuen Überzeugung entsprechend zu entscheiden.

Weshalb ist es wichtig, die Übung nach dem Aufwachen bzw. vor dem Einschlafen durchzuführen? Zu diesem Zeitpunkt befindet sich Ihr Gehirn im sogenannten Alpha-Zustand. Dieser Zustand ist dem während einer Meditation ähnlich: die Gedanken und der Körper sind ruhiger. Somit ist es bedeutend einfacher, die Übung durchzuführen, und sie gelangt schneller ins Unterbewusstsein.

Ein wichtiger Aspekt zum Thema »Glaube und Heilung« ist der Placeboeffekt. Ein Placebo im engeren Sinn ist ein Scheinarzneimittel, also eines, das keinen Wirkstoff enthält und somit auch keine durch einen solchen Stoff verursachte pharmakologische Wirkung haben kann. Im erweiterten Sinn werden mit Placebo auch andere Scheininterventionen bezeichnet, beispielsweise Scheinoperationen. Der Placeboeffekt ist der Heilerfolg ohne Arznei oder Operation. Es gibt hierfür in der Medizin viele Beispiele. So wurden z. B. bei einer Gruppe von Kniepatienten während einer Operation die Knie geöffnet. Bei einem Teil der Gruppe wurde operiert, beim anderen Teil wurde ohne Operation die Wunde direkt wieder zugenäht. Selbstverständlich wurde dies den Patienten nicht mitgeteilt. Alle Patienten konnten im Nachhinein schmerzfrei laufen. Man geht davon aus, dass mehr als 30% aller Heilungen auf den Placebo-Effekt zurückgehen.[20] Allein daran können Sie erkennen, wie stark die Einwirkung des Glaubens auf die Heilung ist. Was sind Sie bereit in Bezug auf Ihre Heilung zu glauben? Die Energie folgt der Aufmerksamkeit!

2.5 Tief greifende mentale Glaubenssätze und -muster in Bezug auf Heilung transformieren

> *»Es ist wahr: Wir sind in der Lage,*
> *unsere Vergangenheit zu verändern!«*

Gerade haben Sie eine Übung kennengelernt, mit deren Hilfe Sie Ihre Überzeugungen langfristig verändern können. Dies setzt allerdings voraus, dass Sie wissen, welche Überzeugung hinter Ihrem emotionalen Verhaltensmuster steckt. Viele Menschen kommen jedoch ohne Unterstützung von außen nicht darauf, was sich hinter all diesen Mustern verbirgt. Außerdem gibt es Überzeugungen, die so tief sitzen, dass sie mittels der oben genannten Übung nicht aus Ihrer Welt zu schaffen sind. Sie scheinen förmlich mit der eigenen Person verwachsen zu sein. Das liegt häufig daran, dass wir aufgrund unserer Erfahrungen – wiederum un-

20 Quelle: Braden, G.: *Im Einklang mit der göttlichen Matrix*, Koha-Verlag 2007

bewusst – davon überzeugt sind, dass dieses Muster überlebenswichtig sei. Also wird Ihr Körpersystem alles Notwendige tun, damit das Muster erhalten bleibt. Sie können visualisieren, bis der Jüngste Tag kommt. Tief in Ihrem Unterbewusstsein läuft ein Sabotageprogramm ab, das dafür sorgt, dass keine Veränderung stattfindet. Nachvollziehbar, denn Ihr bisheriges Programm glaubt, dass Sie ohne es nicht überleben können. Denken Sie daran: Unser Körper ist darauf ausgelegt, perfekt für sich zu sorgen. Also wird er alles dafür tun, am Leben zu bleiben. So umwerfend unser Verstand auch ist, er hat nicht gelernt, zwischen verschiedenen Zeiten zu unterscheiden.

Richard Bandler, Mitbegründer des Neurolinguistischen Programmierens, sagte einmal in einem seiner Workshops: »Das Schöne an der Vergangenheit ist, dass sie vergangen ist.« Damit hat er natürlich Recht, doch wie häufig halten wir uns mit unseren Gedanken in unserer Vergangenheit auf, obwohl wir sie nicht ändern können. Das ist reine Zeit- und Energieverschwendung, es sei denn, Sie schwelgen in schönen Erinnerungen, die Ihnen guttun.

Was können Sie tun, um diese uralten Muster in sich zu verändern? Wenn Sie die Vergangenheit nicht verändern können, sind Sie dann machtlos? Nicht ganz, wenn wir die Erkenntnisse der neuen Wissenschaften nutzen. Woran liegt es, dass unser Gehirn nicht zwischen einer Vorstellung und der Realität unterscheiden kann? Dass es nicht erkennen kann, dass Ihr Muster, welches in der Kindheit wichtig war, Sie heute eher behindert? Die Antwort ist ganz einfach. Ihr Gehirn braucht gar nicht zu unterscheiden, weil das, was wir Menschen als Raum und Zeit kennen, eine Illusion ist. Meines Erachtens haben wir uns dieses Konstrukt erschaffen, um Tag und Nacht sowie die Jahreszeiten verstehen zu können. Die Neuen Wissenschaften sind sehr akribisch damit beschäftigt, das anhand ihrer Forschungen darzulegen.

Das in Kapitel 1.3 angesprochene Prinzip der Verschränkung ist ein wunderbares Experiment, welches Zeit und Raum aufhebt. Schauen Sie sich das Video einmal an.

Doch kommen wir von der Theorie wieder zur Praxis. Sie werden feststellen, dass die Übungen in diesem Buch zum Teil die Möglichkeit nutzen, zwischen Raum und Zeit hin und her zu gleiten. Doch nicht wie in einer Zeitmaschine, sondern ganz real. Die nächste Übung, die ich Ihnen vorstellen werde, ist so kraftvoll, dass sie es Ihnen ermöglicht, Ihre kompletten Erinnerungen an die Vergangenheit zu verändern. Denn wenn Sie in der Lage sind, alle Situationen in Ihrem Leben mit einer anderen Überzeugung neu zu durchlaufen, dann verändern sich all die dazugehörigen Verhaltensmuster. Mit dieser Übung sind Sie also tatsächlich in der Lage, Ihre Vergangenheit zu verändern. Natürlich können Sie die erlebten Situationen nicht verändern. Doch ist das auch gar nicht wichtig. Das, was Sie behindert, ist nicht die Situation an sich, sondern das damit verbundene negative Gefühl. So wie es bei einer Beleidigung oder Verletzung ja nicht die Worte sind, die Ihnen das Leben schwer machen, sondern die Gefühle, die in Ihnen erzeugt werden. Sie brauchen bei dieser Übung nicht zu wissen, welche Überzeugung hinter Ihrem Verhaltensmuster steckt. Es geht nun ausschließlich um Ihre Gefühle, nicht um irgendwelche gelernten Aussagen, die in der Psychologie übrigens »negative Glaubenssätze« genannt werden.

Die Übung nenne ich die »Transformation des Zellbewusstseins«. Der Name beschreibt genau das, was passieren wird: Die Informationen in Ihrem Zellbewusstsein werden überschrieben. Die DNS wird umgeschrieben. Und weil in jeder Zelle alle Informationen vorhanden sind, transformieren sich all Ihre 50 Billionen Zellen. Bevor Sie gleich in die Übung einsteigen, möchte ich Ihnen genau beschreiben, *was* Sie tun werden. Es scheint auf den ersten Blick eine sehr aufwendige Übung zu sein. Sie werden jedoch feststellen, dass sie vermutlich nicht länger als zehn Minuten dauern wird. Bitte führen Sie diese Übung nicht durch, indem Sie sie ablesen oder auswendig lernen. Das wird nicht funktionieren.

Entweder sprechen Sie das, was Sie jetzt gleich lesen werden, auf ein Diktiergerät oder kaufen Sie sich die CD »Transformation des Zellbewusstseins«.[21]

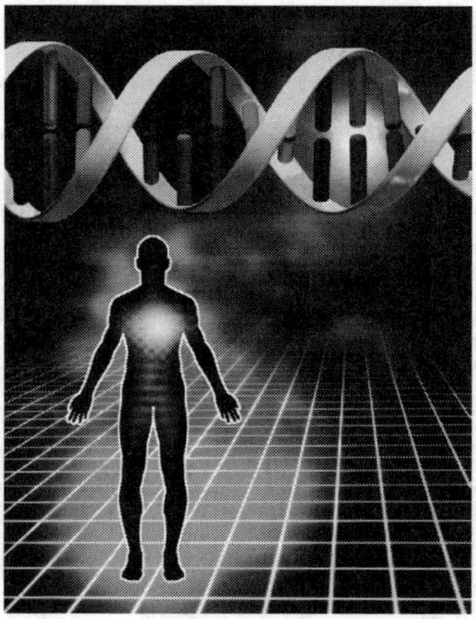

Der DNS-Code wird bei der »Transformation des Zellbewusstseins« umgeschrieben.

21 CD »Transformation des Zellbewusstseins« erhältlich auf www.quantum-energy.de, www.siranus.com, beim Schirner-Verlag oder bei Amazon.

Der Übungsablauf

- Legen Sie sich Zettel und Stift bereit.
- Suchen Sie sich die tiefe Überzeugung bzw. das tiefe Verhaltensmuster, das Sie nachhaltig verändern wollen.
- Machen Sie den Test, ob es jetzt sinnvoll und angemessen ist, dass dieses Muster gehen darf.[22]
- Stellen Sie sich die Frage: Was will ich stattdessen?
- Schreiben Sie sich auf, was Sie stattdessen wollen.
- Erinnern Sie sich an eine Situation aus der Vergangenheit, in der Sie dieses »Stattdessen« schon einmal erlebt haben (selbst wenn es nur für einen kurzen Moment war).
- Gehen Sie in diese Situation zurück, durchleben Sie sie in Ihrer Vorstellung noch einmal, sodass Sie erneut tief in diesem Gefühl sind.
- Wenn das Gefühl am stärksten ist, ballen Sie eine Faust und ankern Sie somit dieses Gefühl in die Handbewegung.[23]
- Führen Sie mittels einer Meditation eine Reise in die Vergangenheit durch.
- Lassen Sie in dieser Meditation Ihr Leben von der Gegenwart bis in die älteste Vergangenheit zurücklaufen.
- Immer wenn eine Situation auftaucht, in der die alte Überzeugung/das alte Verhaltensmuster Sie behindert hat, setzen Sie einen Marker.

---

22 Wir haben diese Muster in unser Leben geholt, um etwas daraus zu lernen. Wenn wir diesen Lerneffekt noch nicht erreicht haben, ist der Zeitpunkt noch nicht da, dass dieses Muster gehen darf. Daher lege ich in diesem Buch so viel Wert auf das Verstehen.

23 Das Begriff des Ankerns kommt aus dem NLP. Viele von Ihnen kennen die sogenannte »Becker-Faust«. Diese Bewegung machte Boris Becker, als er Wimbledon gewann. Durch diese »zufällige« Handbewegung programmierte er das Siegesgefühl in seine Faust und rief es später immer wieder ab, wenn er auf dem Spielfeld ins Hintertreffen geriet. Mit dem Hochgefühl des Sieges, welches sich durch das Ballen der Faust einstellte, bekam er sofort seine Motivation wieder und holte erneut auf.

- Durchlaufen Sie Ihr ganzes Leben bis zurück zur Geburt – in der für Sie richtigen Geschwindigkeit. (Dies geht meistens schneller, als Sie glauben.)
- Erleben Sie Ihre Geburt erneut.
- Gehen Sie weiter zurück, in die Zeit, als Sie im Bauch Ihrer Mutter heranwuchsen.
- Erleben Sie den Zeitpunkt Ihrer Zeugung. (Auch wenn Ihr Kopf jetzt etwas anderes sagt, es geht!)
- Gehen Sie noch weiter zurück bis ca. zehn Minuten vor Ihrer Zeugung.
- Bleiben Sie einen Moment an diesem Punkt.
- Erinnern Sie sich daran, weshalb Sie diese Übung durchführen und gehen Sie in das Gefühl des »Stattdessen«.
- Entscheiden Sie sich, in das Leben zu treten.
- Erleben Sie erneut Ihr komplettes Leben vom Zeitpunkt der Zeugung bis zur Gegenwart. Dabei finden Sie alle Marker wieder, die Sie auf dem Hinweg gesetzt haben.
- Durchlaufen Sie die ehemals problematischen Situationen mit dem Gefühl des »Stattdessen«, und lösen Sie im Bedarfsfall Ihren Anker aus.
- Erleben Sie die Situationen völlig neu.
- Spüren Sie, wie während des Neuerlebens der Situation die Zellinformationen neu geschrieben werden.
- Gehen Sie über die Gegenwart hinaus in die Zukunft bis kurz vor den Zeitpunkt, an dem Sie sterben werden.
- Schauen Sie zurück auf die Gegenwart. Was haben Sie mit dem neuen Gefühl erlebt? Wie sah Ihr Leben aus? Was haben Sie getan?
- Gehen Sie zurück in die Gegenwart.
- Kommen Sie zurück in Ihr Tagesbewusstsein.
- Notieren Sie sich Ihre Erlebnisse aus der Übung.

Sollten Sie während der Reise durch ihr Leben nicht allzu viele Stationen zum Markern wahrnehmen, dann ist das völlig in Ordnung. Das Unterbewusstsein nimmt sich das, was es braucht. Wie bei allen Übungen, so gilt auch hier: Es gibt nichts zu erreichen. Seien Sie also eher überrascht – wie ein kleines Kind, das die Welt erlebt.

Weshalb gehe ich mit Ihnen bis vor die Geburt zurück? Ganz einfach: Oftmals fangen unsere Prägungen schon an, während wir noch in der fötalen Phase sind. Auch als Fötus bekommen wir mit, was im Außen passiert, z. B. ob die Mutter ängstlich ist, es ihr nicht gut geht, die Eltern im Mangel leben oder sie das Kind vielleicht nicht haben wollten. So entstehen bereits Prägungen beim Kind, noch bevor es das Licht der Welt erblickt hat. Und wenn die Eltern während einer Phase des Mangels, der Krankheit usw. ein Kind zeugen, werden diese Informationen bereits während der ersten Zellteilung in den Zellen festgehalten. Und Sie können sich vielleicht vorstellen, was passiert, wenn sich diese Zellen dann millionenfach teilen. Deswegen beginnen wir noch vor der Zeugung mit der Veränderung. Außerdem ist es für die meisten Menschen ein einmalig schönes Gefühl, sich als Seele zu erfahren: ein Gefühl, das nicht beschreibbar ist. Erfahren Sie es gleich selbst.

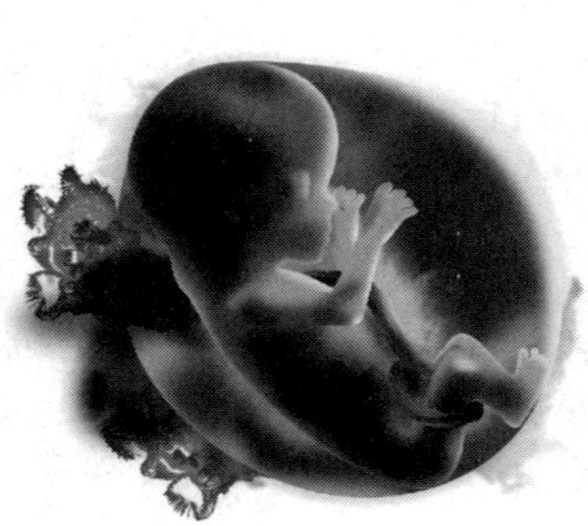

Bereits als Fötus werden wir durch das Außen geprägt.

Die Übung »Transformation des Zellbewusstseins« lässt sich auf alle Themen anwenden, die Sie in irgendeiner Art und Weise behindern, das zu erreichen, was Sie erreichen wollen.

Sind Sie bereit? Dann suchen Sie sich jetzt einen ruhigen Platz, an dem Sie für die nächsten 20 Minuten ungestört sind. Doch legen Sie sich im Vorfeld einen Stift und Papier bereit.

Transformation des Zellbewusstseins

Überlegen Sie sich, welches tiefe Verhaltens- oder Glaubensmuster Sie nachhaltig verändern möchten.

Machen Sie den kinesiologischen Test, ob es jetzt sinnvoll und angemessen ist, dass dieses Muster gehen darf.[24] Denken Sie daran, dass es nur Sinn ergibt, jetzt die Übung durchzuführen, wenn Ihr Körper dem zustimmt. Sonst werden Sie vom Ergebnis enttäuscht sein. Stimmt Ihr Körper nicht zu, dann stellen Sie ihm innerlich folgende Frage: »Was kann ich tun, damit du zustimmst?« Ihre innere Stimme wird Ihnen eine Antwort mitteilen, sei es über ein Bild, ein Wort, einen Satz oder ein Gefühl.

Hat Ihr Körper zugestimmt, machen Sie weiter. Stellen Sie sich die Frage, was Sie statt Ihres Musters möchten. Ist Ihr Verhaltensmuster beispielsweise, dass Sie allergisch auf Katzen reagieren, so könnte das neue Verhalten, Ihr »Stattdessen«, lauten: »Ich genieße das Streicheln der Katze und es geht mir dabei rundherum gut.« Oder: »Statt andauernd krank zu sein, genießen ich es, das ganze Jahr über kerngesund zu leben.« Was ist Ihr »Stattdessen«? Formulieren Sie es, und notieren Sie es sich dann auf Ihrem Zettel.

24 Mehr Informationen zum Thema »Kinesiologie« finden Sie in Kapitel 1.7 ab S. 43.

Erinnern Sie sich jetzt an eine Situation in Ihrem Leben, wo Sie dieses »Stattdessen« bereits einmal erlebten, selbst wenn es nur für einen kurzen Moment war. (Sie konnten noch nie eine Katze streicheln, ohne einen Niesanfall zu bekommen? Dann nehmen Sie eine Situation mit einem Hund oder einem anderen Tier.) Jetzt schließen Sie die Augen, und gehen Sie in Ihrer Erinnerung zurück. Erleben Sie die Situation noch einmal, und zwar so, dass Sie sie mit allen Sinnen wahrnehmen können. Das heißt, betrachten Sie sich nicht wie in einem Film, sondern seien Sie in der Situation. Erleben Sie sie erneut – so wie damals – und spüren Sie, wie schön es war. Gehen Sie ganz darin auf. In dem Moment, in dem das Gefühl am stärksten ist, ballen Sie Ihre linke oder rechte Faust und ankern das Gefühl in dieser Bewegung. Lösen Sie nach einigen Sekunden die Faust, und kommen Sie wieder an die Oberfläche Ihres Bewusstseins. Öffnen Sie die Augen. Wie war es, dieses schöne Gefühl einmal wieder zu erleben? Ich bin immer wieder davon begeistert, wozu wir Menschen in der Lage sind.

Stehen Sie nun auf, gehen Sie durch den Raum, und setzen oder legen Sie sich wieder hin. Denken Sie einen Augenblick an irgendetwas, egal, was Ihnen gerade in den Sinn kommen mag. Testen Sie anschließend Ihren Anker: Ballen Sie Ihre Faust. Spüren Sie, wie das schöne Gefühl sofort erscheint? Sollte dies nicht der Fall sein, dann wiederholen Sie den Part mit dem Ankern noch einmal bis der Anker sitzt – dies sollte schon beim nächsten Mal der Fall sein.

Nun auf zur Reise Ihres Lebens: Schließen Sie erneut die Augen – in dem Wissen, dass Sie in der geballten Faust Ihr »Stattdessen« geankert haben. Die Hände liegen ganz ruhig an oder auf Ihrem Körper. Achten Sie einen Moment auf Ihren Atem, wie er kommt und wieder geht, wie er kommt und wieder geht. Nehmen Sie wahr, wie sich Ihr Körper mit jedem Atemzug ein wenig mehr entspannt.

Jetzt lassen Sie Ihr gesamtes Leben zeitlich rückwärts vor Ihrem inneren Auge an sich vorüberziehen. Dies geht im Regelfall sehr schnell, doch nehmen Sie sich die Zeit, die es braucht. Sie werden dabei auf Situationen treffen, in denen Sie Ihrem alten Verhaltensmuster voll erlegen waren. Stellen Sie sich vor, wie sie auf dem Zeitstrahl Ihres Lebens genau an dieser Stelle einen Marker setzen, als würden Sie eine Nadel auf eine Landkarte stecken. Durchlaufen Sie Ihr Erwachsenenalter, gehen Sie zurück zum jungen Erwachsenenalter, zur Jugendzeit, zu Ihrer Kindheit, zur frühen Kindheit, bis zurück zur Geburt. Nehmen Sie Ihre Geburt wahr. Durchlaufen Sie rückwärts den Zeitraum des Heranwachsens im Leib Ihrer Mutter, zurück bis zum Zeitpunkt Ihrer Zeugung. Nehmen Sie Ihre Zeugung wahr. Und gehen Sie dann noch etwa zehn Minuten bis vor den Zeitpunkt zurück. Sie sind jetzt lediglich Ihre Seele. Hier stoppen Sie. Genießen Sie die Zeit als Seele, in der Sie völlig frei sind. Hier ist die vollkommene Liebe, hier ist alles Wissen des Universums, hier ist Vollkommenheit in ihrer reinen Form. All das können sie jetzt spüren: Das Einssein mit allem und mit Gott.

Erinnern Sie sich an das Gefühl Ihres »Stattdessen«, indem Sie Ihre Faust ballen. Spüren Sie das, was Sie stattdessen wollen, und machen Sie sich bereit, erneut in Ihr Leben zu tauchen. Sind Sie bereit, Ihr Leben noch einmal zu durchleben, doch jetzt mit einem neuen Verhalten, einem neuen Glauben, einer neuen Überzeugung? Freier, erfüllter, geliebter, gesünder? Dann los! Sehen Sie Ihre Eltern dabei, wie sie Liebe machen, verschmolzen miteinander und gerade dabei, ein Kind zu zeugen: Sie! Spüren Sie, wie Eizelle und Samenzelle miteinander verschmelzen. In dieser Zelle ist bereits Ihr »Stattdessen« enthalten. Nehmen Sie wahr, wie die erste Zellteilung beginnt, mehr und mehr Zellen entstehen und sich der Embryo entwickelt. Ist Ihr altes Muster bereits in dieser Phase entstanden, so nehmen Sie wahr, wie das neue Gefühl Ihr ehemaliges ersetzt. Sollten Sie hierfür Ihren Anker benötigen, dann setzten Sie ihn ein. Die Zellinformationen werden verändert. Sie wachsen im Mutterleib heran und spüren, wie die Lebenskraft größer und größer wird. Sie freuen sich darauf, dass Sie schon bald das Licht der Welt erblicken. Dann ist es soweit: die Geburt! Schreien Sie es innerlich heraus, und freuen Sie sich auf das, was kommen darf. Sie erleben Ihre frühkindliche Phase. Finden Sie hier irgendwelche gesetzten Marker, die Ihr altes Muster darstellen? Dann ersetzt jetzt auch hier das neue Gefühl das alte. Lösen Sie im Bedarfsfall Ihren Anker aus. Sie stellen fest, dass Sie alle Situationen völlig neu erleben. Ihre Erinnerungen verändern sich. Ihr Zellbewusstsein transformiert sich gerade, als bekämen all Ihre Zellen einen neuen Stempelabdruck.

Sie wachsen heran, vom Kind zum Jugendlichen. Alle Marker werden ersetzt, alle Situationen neu erlebt, die Zellinformationen verändert. Fühlen Sie, wie Ihre Kraft stärker und stärker wird. Sie sind erwachsen und kommen der Gegenwart immer näher. Irgendwann sind Sie im Heute angelangt. Doch lassen Sie das Leben weiterfließen in Ihre Zukunft. Nehmen Sie wahr, wie Sie noch älter werden, eine wundervolle Zukunft erleben. Sie genießen Ihre Zukunft in vollen Zügen. Kurz bevor Sie am Tag ankommen, an dem Ihre Seele Ihren Körper verlässt und der Körper stirbt, stoppen Sie.

Schauen Sie zurück Richtung Gegenwart. Was haben Sie alles erlebt? Was haben Sie getan mit Ihrem neuen Verhaltensmuster? Wie haben Sie gelebt? Wer war bei Ihnen? Welche besonderen Situationen haben Sie erlebt, die Ihr Leben beeinflusst haben? Was haben Sie hierfür aktiv getan? Schauen Sie sich Ihren Zeitstrahl genau an. Sehen Sie, dass Ihr neues Verhaltensmuster Ihr Zellbewusstsein komplett erneuert hat.

Bedanken Sie sich bei sich selbst für Ihr Leben, das Sie sich selbst erschaffen haben. Dann reisen Sie zurück in die Gegenwart. Dort angekommen, nehmen Sie Ihren Körper wahr. Spüren Sie, wie Sie dort auf Ihrem Stuhl sitzen oder auf dem Sofa liegen. Konzentrieren Sie sich auf Ihren Atem, wie er kommt und wieder geht. Und wenn Sie wieder ganz in Ihrem Tagesbewusstsein angekommen sind, öffnen Sie in der für Sie richtigen Zeit Ihre Augen. Kommen Sie wieder ganz im Hier und Jetzt an. Nehmen Sie sich dann Ihren Zettel, und notieren Sie sich, was es zu notieren gibt. Je mehr Sie aufschreiben, umso besser.

Willkommen zurück in einem neuen Leben. Ist das Leben nicht schön? Ich könnte immer die ganze Welt umarmen, nachdem ich diese Übung mit meinen Klienten oder Workshop-Teilnehmern gemacht habe. Sie ist eine Frischzellenkur, die alles verändert.

Genießen Sie die kommende Zeit. Wahrscheinlich haben Sie bereits während der Übung vieles gespürt. Warten Sie nun ab, was kommen darf. Das kann sehr viel sein und sich sofort zeigen oder es kann auch nur ein wenig sein und eine Zeit brauchen. Ihre Seele weiß, was für Sie gut ist. Für sie gibt es kein Schneller oder Besser. Lösen Sie sich von jeglichem Konzept und genießen Sie einfach das, was kommt.

2.6 Befreiung von Ängsten, Phobien und Panikattacken

»Es ist nicht die Angst an sich, welche uns in Panik versetzt. Es ist lediglich das unangenehme Gefühl. Das ist unsere Rettung.«

Viele Menschen kommen zu mir, weil sie nicht mehr weiterwissen. Sie sind von Ängsten geplagt oder haben bereits seit Jahren Panikattacken, die sie förmlich lähmen. Kennen Sie das? Diese Menschen möchten dann im Regelfall, dass ich diese Ängste auflöse, lösche, »wegmache«. Doch genau das tue ich nicht. Denn eine Angst hat immer etwas Positives. Sie möchte den Menschen auf etwas hinweisen. Stellen Sie sich einmal vor, ich nehme Ihnen eine Angst und Sie gehen am nächsten Tag ganz gemütlich über die Straße, ohne nach links und rechts zu schauen. Sie können sich sicherlich bildlich vorstellen, wie die Sache ausgeht. Daher werde ich Ihnen auch keine Ängste nehmen, denn sie sorgen letztendlich dafür, dass Sie achtsam sind.

Ängste sind archaische Grundmuster, die uns vor etwas warnen wollen. Sie geben uns wichtige Hinweise, dass etwas nicht in Ordnung ist. Es gibt nur wenige Ängste, mit denen wir geboren werden. Die meisten eignen wir uns im Lauf des Lebens an. Es gibt unterschiedliche Annahmen, was die Grundängste des Menschen sind.Ich möchte mich hier auf drei beziehen, auf denen die anderen aufbauen:

- Angst vor dem Alleinsein/der Einsamkeit
- Angst vor Sinnlosigkeit/Absurdität
- Angst vor der Endlichkeit/dem Tod

Alle anderen Ängste eignen wir uns bei verschiedenen Gegebenheiten an. In den meisten Fällen sind es Situationen, in denen wir etwas Schlimmes gesehen, gehört oder erlebt haben. Unser Gehirn verknüpft dieses »Schlimme« dann mit einem unangenehmen Gefühl.

Also ist es letztendlich nicht die Angst, die uns lähmt, sondern das Gefühl, welches entsteht, wenn die Angst auftaucht. Das ist bei Panikattacken und Phobien genau das Gleiche. Stellen Sie sich einmal vor, die Angst meldet sich bei Ihnen an, doch findet sie kein negatives Gefühl mehr vor. Was glauben Sie, was passiert? Nichts, absolut gar nichts. Sie bemerken die Angst, doch Sie fühlen sich wohl. Und so können Sie entscheiden, was Sie tun.

Darum nehme ich Ihnen bei der Befreiung von Ängsten auch nicht die Angst, sondern unterstütze Sie lediglich dabei, das zugehörige negative Gefühl in ein positives zu verändern. Nach der Heilung fühlt es sich zwar so an, als sei die Angst weg, doch ist dies nur scheinbar der Fall, denn Sie reagieren lediglich nicht mehr darauf.

Leben in Zeiten des Quantenbewusstseins bedeutet also in diesem Fall, den Situationen andere Gefühle zuzuordnen – so wie in der Übung »Transformation des Zellbewusstseins«, um die Schwingung und somit die Energie zu verändern. Das Gefühl wird zur Norm, so wie es ursprünglich einmal gewesen ist, als es die Angst noch nicht gab.

Hierzu wiederum eine Geschichte von meiner Frau Sonja. (Sie hat in ihrem Leben so viel verändert und erreicht, dass sie einfach wunderbare Beispiele liefern kann.) Sonja ist quasi in einem Schwimmbad aufgewachsen, denn dort arbeitete ihre Mutter damals. Später verbrachte die Familie die Urlaube an der holländischen Küste. Somit verbrachte sie viel Zeit in diesem wunderbaren Nass und wurde wahrlich zu einer »Wasserratte«. Das blieb sie bis zu dem Zeitpunkt, als der Film »Der weiße Hai« ins Fernsehen kam. Sie sah den Film, und plötzlich stieg mit jeder Minute, die verstrich, ihre Angst vor dem Meer. (Dieser Film hat übrigens sehr viele Menschen dazu gebracht, unbändige Angst vor Haien zu haben.) Anschließend war sie nie wieder ins Meer gegangen. Ihre

Angst vor Haien hatte sich zu einer Panik ausgeweitet. Und weil Ängste dazu neigen, surreal zu sein (man denke nur an Eifersucht), breitete sich die Angst so weit aus, dass sie nicht einmal mehr in einen Baggersee gehen konnte, ohne Angst zu bekommen. Angstattacken sind selten nachvollziehbar. Somit hielt sich meine Frau die nächsten 25 Jahre vom Wasser fern.

Dann machte ich mit ihr eine Übung zur Befreiung von Ängsten. Damit braucht es in der Regel zwischen drei und 30 Minuten, bis der Klient von der Angst befreit ist – dauerhaft! Es sei denn, man heißt Marcel und glaubt nicht an die Heilung.[25] Ich arbeitete also mit Sonja im Mai 2009 an ihrer Haiphobie. Ich konnte im Nachhinein nicht wirklich testen, ob die Phobie ihren Reiz verloren hatte. Filme von Haien konnte sie sich nach der Übung ohne Weiteres ansehen. Die Zeit verstrich. Im Juni flogen wir in unsere Flitterwochen nach Bali. Wir hatten einen traumhaft schönen Strand und gingen beide ins Wasser. Das war für mich schon ungewöhnlich, für Sonja nicht ganz so sehr, weil es in Begleitung für sie in Ordnung war, ins Wasser zu gehen. Vor allem, wenn sie den Meeresgrund sehen konnte. Doch wirklich erstaunt war ich, als ich irgendwann später von meiner Liege über mein Buch hinweg sah, wie sie allein jenseits der Bojen auf und ab schwamm. Das war jedoch noch nicht alles. Als sie wieder aus dem Wasser kam und mir berichtete, was passierte, musste ich sehr schmunzeln. »Ich schwamm aus dem Sicherheitsbereich heraus, und alles war gut«, berichtete sie. »Nach nur kurzer Zeit erinnerte sich zwar mein Verstand an die Phobie, doch es geschah nichts, obwohl mir sofort die Szenen aus dem Film ins Gedächtnis kamen. Die Bilder lösten kein negatives Gefühl mehr aus. So konnte ich in Ruhe meine Bahnen schwimmen.« Danach tauchten die Bilder aus dem Film nicht mehr auf. Das ist jetzt ein Jahr her. Vor Kurzem waren wir erneut auf Bali, und meine Frau schwamm so viel und wohin sie wollte – völlig angstfrei.

25 Siehe Kapitel 1.5

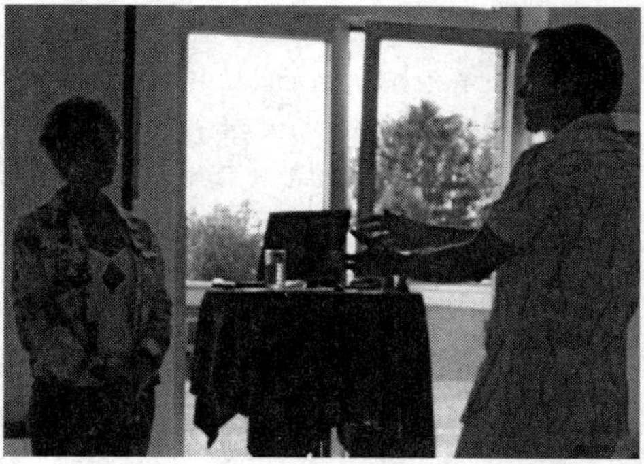

Verändern des Gefühls der Angst

Damit auch Sie angstfrei durchs Leben gehen können, möchte ich Ihnen hier die Übung vorstellen, die ich bei Sonja anwendete. Lesen Sie sich die Übung im Vorfeld gut durch, bevor Sie sie durchführen.

Sich von Ängsten befreien

Welche Angst, welche Phobie oder Panikstörung möchten Sie verändern? Fangen Sie am besten mit einer kleineren an. Wenn es sich um eine große bzw. tief greifende Angst handelt, möchte ich Ihnen den Rat geben, diese mit einem Experten zu bearbeiten. Wenngleich sie mit der hier vorgestellten Übung behandelbar ist, so ist in der Regel doch entsprechende Vorarbeit und Erfahrung nötig, um die Angst tatsächlich verändern zu können.

Setzen Sie sich in einen Stuhl oder Sessel, und machen Sie es sich bequem. Schließen Sie die Augen und erinnern Sie sich an eine Situation, in der Sie Ihre Angst oder Phobie hatten. Gehen Sie ganz in die Situation hinein, sodass Sie die Angst genau spüren können. Wo im Körper nehmen Sie das Gefühl wahr? Lokalisieren Sie es genau. Wenn das Gefühl am stärksten ist, dann stellen Sie sich vor, wie Sie, ähnlich wie bei einer Kamera, das Gefühl aus Ihrem Körper heraus- und etwa einen Meter vor sich hinzoomen. Jetzt befindet sich Ihr Gefühl vor Ihnen. Ihr Verstand kann das nicht begreifen, doch ist dies irrelevant. Nehmen Sie das Gefühl *vor* Ihrem Körper oder weiterhin *in* Ihrem Körper wahr? Es ist wichtig, dass sich das Gefühl vor Ihnen befindet, denn dann sind Sie dissoziiert. Das bedeutet, dass Sie nicht mehr *in* Ihrem Gefühl sind. Dadurch wird die Intensität Ihres Gefühls geringer und ertragbarer. Fühlen Sie die Angst weiterhin in Ihrem Körper, so zoomen Sie diese erneut vor sich hin, bis Sie sie eindeutig in einem Meter Entfernung wahrnehmen.

Beobachten Sie einen Augenblick lang das Gefühl. Genau das ist es, was Sie immer wieder hemmt. Ein Gefühl, mehr nicht. Welche Farbe hat die Angst?[26] Nehmen Sie genau die Farbe Ihrer Angst wahr. Welche Lieblingsfarbe haben Sie? Stellen Sie sich vor, wie über dem Gefühl der Angst ein Farbeimer mit Ihrer Lieblingsfarbe schwebt, und Sie diese Farbe über das Gefühl ausschütten, sodass das Gefühl jetzt ganz in Ihrer Lieblingsfarbe erscheint. Wie fühlt es sich jetzt an, etwas besser? Welche Form hat das Gefühl? Nehmen Sie auch die Form genau wahr. Beginnen Sie nun, die Form in Ihrer Vorstellung zu verändern. Ändern Sie die Form insoweit, dass das Gefühl sich noch besser anfühlt. Wenn Sie die optimale Form gefunden haben, behalten Sie diese bei. Können Sie dem Gefühl einen Klang zuordnen? Wenn ja, wie hört er sich an? Verändern Sie auch diesen in Ihrer Vorstellung so, dass er möglichst angenehm wird. Zum Schluss die Frage nach der Bewegung: Bewegt sich das Gefühl? Gefühle stehen selten still, doch ist es möglich. Schwingt oder vibriert es vielleicht? Dehnt es sich aus? Verstärken oder vermindern Sie diese Bewegung – immer mit dem Ziel, das Gefühl zu

26 In den meisten Fällen sehen die Menschen Ängste dunkel, also schwarz oder grau. Selten sind sie farbig.

verbessern. Fangen Sie dann ganz langsam an, das Gefühl zu drehen – erst in die eine Richtung, dann in die andere. Welche ist die angenehmere? Drehen Sie es in der Richtung weiter, wo es sich angenehmer anfühlt. Ändern Sie dann die Geschwindigkeit: Lassen Sie es sich schneller drehen. Was passiert? Wird es angenehmer oder unangenehmer? Verändern Sie die Geschwindigkeit, bis auch sie sich optimal anfühlt. Sie können das Gefühl auch ausdehnen oder schrumpfen lassen, es vibrieren lassen. Spielen Sie damit, probieren Sie aus, bis Ihr Gefühl der Angst sich so weit verändert hat, dass es angenehm ist, es sich für Sie vielleicht sogar richtig gut anfühlt.

Wollen Sie Ihr Gefühl der Angst jetzt wiederhaben? Wahrscheinlich sagt Ihr Verstand nein, da es doch eine Angst ist. Doch spüren Sie einmal genau nach: Ist da noch das Gefühl, das Sie bis vor wenigen Minuten noch so stark gehemmt hat? Ist es nicht gerade zu einem neutralen oder sogar angenehmen Gefühl geworden? Es ist Ihr Gefühl, es gehört zu Ihnen. Also zoomen Sie es jetzt wieder in Ihren Körper zurück, bis es erneut an der Ausgangsstelle ist. Spüren Sie nach: Wie fühlt es sich an, dieses veränderte Gefühl in Ihrem Körper? Nehmen Sie es genau wahr.

Öffnen Sie Ihre Augen, stehen Sie auf, um etwas zu trinken oder einfach nur einmal durch den Raum zu gehen. Setzen Sie sich wieder hin. Jetzt kommt der Test: Gehen Sie noch einmal in Ihrer Erinnerung in die Angst. Wie fühlt es sich jetzt an? Ist da immer noch die Schwere, die Starre oder was auch immer ehemals gewesen ist? Viele Menschen schaffen es nicht einmal mehr, sich an das Gefühl der Angst zu erinnern. Sollte dennoch ein unangenehmes Gefühl vorhanden sein, wiederholen Sie die Übung. Machen Sie dann einen weiteren Test. Stellen Sie sich jetzt vor, wie Sie in Ihrer Zukunft die Situation erneut erleben. Wie fühlt es sich dann an? Hemmt Sie die Angst oder resoniert sie nicht mehr? Sollte die Angst noch unangenehm sein, wiederholen Sie die Übung.

Willkommen zu einem weiteren Wunder. Herzlichen Glückwunsch, das Gefühl Ihrer Angst oder Phobie gehört der Vergangenheit an! Abschließend möchte ich noch einmal die Erfahrung mit Sonjas Haiphobie aufgreifen: Es kann sein, dass Ihre Angst wieder auftaucht, denn Ihr Verstand erinnert sich an sie. Doch werden Sie feststellen, dass sie keine Resonanz mehr findet, eher ein neues, vielleicht angenehmes Gefühl.

2.7 Aktivierung der Selbstheilungskräfte

»Gut, dass alles bereits in uns steckt.
Somit brauchen wir nicht lernen, sondern uns lediglich erinnern.«

Aus irgendeinem Grund haben wir verlernt, unsere Selbstheilungskräfte zu aktivieren. Woran das liegt, soll an dieser Stelle nicht analysiert werden. Wir sind jedoch in der Lage, diese zu reaktivieren, und zwar mithilfe folgender Übung:

Aktivierung der Selbstheilungskräfte

- Überlegen Sie sich, für welches Thema Sie Ihre Selbstheilungskräfte aktivieren möchten (z. B. »Verbesserung der Beweglichkeit«, »Gesundung von Gewebe«, »Heilung eines kranken Organs oder Körperteils«).
- Schließen Sie die Augen, und konzentrieren Sie sich nur auf Ihren Atem, wie er kommt und wieder geht. Spüren Sie, wie Sie sich langsam entspannen.

- Stellen Sie sich den gewünschten Zustand mit allen Sinnen vor. Es ist egal, wie weit Sie in diesem Moment von diesem Zustand entfernt sind.
- Sagen Sie sich innerlich: »Gesundheit ist mein natürlicher Zustand«, »Ich bin völlig beweglich«, »Meine Atemwege sind frei« (oder eben das Erwünschte).
- Tauchen Sie in das Quellbewusstsein ein – so lange, bis Sie das Gefühl haben, dass es gut ist.
- Versetzen Sie sich danach in das Gefühl des gesunden Zustands. Was passiert alles, wenn Sie völlig gesund sind? Was tun Sie? Wie fühlen Sie sich? Wie reden andere über Sie?[27]
- Fühlen Sie die Situation so stark, bis Vorstellung und Realität verschwimmen. *Seien* Sie die gewünschte Situation!
- Wenn das Seins-Gefühl am stärksten ist, pressen Sie für ca. fünf Sekunden Zeigefinger und Daumen einer Hand zusammen und ankern Sie somit das Gefühl in die Handbewegung.[28]
- Bedanken Sie sich für den bereits erfüllten Wunsch.
- Kommen Sie zurück an die Oberfläche Ihres Bewusstseins.
- Schreiben Sie in allen Einzelheiten auf, was Sie erlebt haben.
- Testen Sie Ihren Anker, indem Sie noch einmal Zeigefinger und Daumen zusammenpressen. Entsteht erneut das Gefühl der geheilten Situation?[29]

---

27 Wenn Sie bereits geübt sind, können Sie dies auch tun, während Sie sich im Quellbewusstsein befinden.

28 Zum Thema »Ankern« siehe Kapitel 2.5, S. 64

29 Sollte dies nicht der Fall sein, führen Sie die Übung erneut durch und ankern das Gefühl ein weiteres Mal.

- Wiederholen Sie in den nächsten 30 Tagen mindestens zweimal täglich die Übung, wobei Sie allerdings den Anker nicht erneut setzen müssen.
- Lassen Sie die Situation immer mehr in Ihren Alltag einfließen – handeln Sie so, als sei der Wunsch bereits Realität.
- Tauchen Zweifel auf, lösen Sie Ihren Anker aus.

Je häufiger Sie diese Übung zu unterschiedlichen Themenstellungen durchführen, desto besser wird sich Ihr Körper an seine Selbstheilungskräfte erinnern.

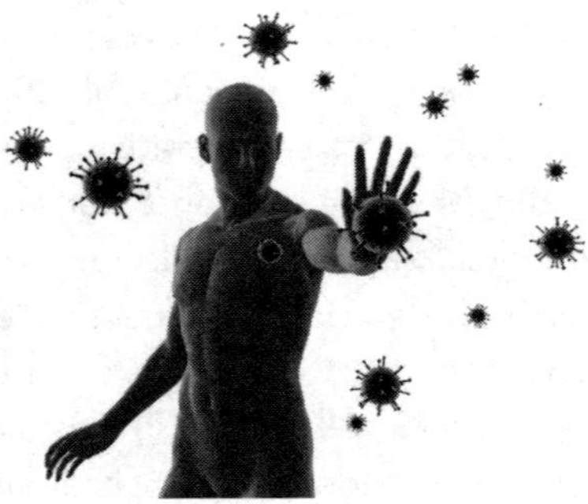

Aktivierung der Selbstheilungskräfte

2.8 Stress

»Leere deinen Kopf vom Gerümpel des Alltags.
Betreibe Feng Shui für dein Gehirn.«

Die hauptsächliche Funktion der menschlichen Zelle ist es, zu wachsen und sich zu teilen. Eine weitere Funktion ist der Schutzmechanismus:

Immer dann, wenn irgendetwas im Körper nicht in Ordnung ist, schützt sich die Zelle. Sie kann jedoch nicht beides gleichzeitig leisten: wachsen und sich schützen. Im Wachstumsprozess nimmt die Zelle über sogenannte Rezeptoren alle Nährstoffe wie z. B. Vitamine auf. Bei Stress werden Hormone freigesetzt, die Kampf- oder Fluchtverhalten hervorrufen. Das ist ein Relikt aus der Zeit, als wir noch Jäger und Sammler waren. Unter Stress befinden sich die Zellen also im Schutzmechanismus. Das Wachstum wird gestoppt und damit alle Funktionen, die bei Kampf und Flucht nicht benötigt werden. In diesem Moment geht es nur um eins: das Überleben.

Gestoppt werden in diesem Moment auch wichtige Funktionen wie das Immunsystem oder der Verstand. Deshalb können wir z. B. unter Stress nicht mehr so klar denken. Menschen, die dauerhaft Stress ausgesetzt sind, haben ein schwaches Immunsystem und sind somit deutlich anfälliger für Krankheiten. Angst schwächt ebenfalls das Immunsystem.

Wenn wir also dafür sorgen wollen, dass sich unsere Zellen dauerhaft im Wachstum befinden und sich teilen und somit eine Regenerierung des Körpers gewährleisten können, dann tun wir dies am einfachsten dadurch, indem wir uns gesund ernähren, den Körper mittels sportlicher Betätigung vital halten und unsere Aufmerksamkeit auf die schönen Dinge im Leben richten. Ich selbst habe beispielsweise vor mehreren Jahren aufgehört, Nachrichten zu sehen, zu hören oder Zeitung zu lesen. Die Nachrichten sind zu über 90 % mit negativen Schlagzeilen belegt. Wenn ich mich tagtäglich mit diesen negativen Schlagzeilen fülle, trage ich so dazu bei, dass mein Körper nicht mit genügend Nährstoffen versorgt wird. So einfach ist das. Ich trage also die Konsequenz, nicht auf dem Laufenden zu sein, was gerade in der Welt vor sich geht, zugunsten meiner Zufriedenheit und Gesundheit. Damit kann ich gut leben.

Schauen wir noch einmal etwas tiefer in die Zellbiologie. Damit die Zellen Informationen aus der Umwelt aufnehmen können, besitzen sie Rezeptoren. An diese Rezeptoren docken Proteine an, welche die Zelle mit Nährstoffen versorgen. Diese Proteine wiederum reagieren auf gute und auf schlechte Signale aus der Umwelt. Gute Signale sind beispielsweise Freude, Zufriedenheit und Liebe; schlechte Signale sind Angst, Stress, negative Gedanken usw. Wenn viele Proteine mit negativen Signalen belastet sind, kann eine normale Nährstoffversorgung nicht mehr gewährleistet werden. Zu viele Rezeptorplätze sind mit negativen Signalen belegt. So wird verständlich, weshalb zu viel Stress langfristig zu schweren Krankheiten oder Burn-out führen kann.

Die erste und einfachste Übung bei Stress ist demnach, für positiven Ausgleich zu sorgen, damit verstärkt »positive« Proteinverbindungen an die Rezeptorplätze andocken können. Hierfür brauchen Sie noch keine spezielle Übung aus »Quantum Energy«. Sorgen Sie dafür, dass Sie mehrfach täglich kurze Auszeiten finden, um sich positiv aufzuladen. Hier reichen sogar schon ein oder zwei Minuten. Im Zeitalter der neuen Medien ist das relativ einfach. Gehen Sie beispielsweise für fünf Minuten auf YouTube, und schauen Sie sich dort ein Kabaratt- oder Comedy-Video an. Selbst wenn sich durch die Komik lediglich Ihre Gesichtsmuskeln zu einem leichten Grinsen verziehen, es reicht schon aus, dass »Glückshormone« ausgeschüttet werden, die an die Rezeptoren andocken. Oder nutzen Sie den Gang zur Toilette, um sich an eine schöne Situation aus Ihrem Leben zu erinnern. Das ist der Vorteil des »stillen Örtchens«: Hier haben Sie Ihre Ruhe.

Hier noch zwei Übungen, die Ihnen dabei helfen, schnell in die Ruhe zu finden:

Über den Atem zur Ruhe kommen

Halten Sie – egal, wo Sie sich gerade befinden – einen Moment inne. Atmen Sie dreimal tief durch, bis in den Bauch hinein. Dann atmen sie eine kurze Zeit ganz normal weiter und atmen erneut dreimal tief durch. Sie spüren, wie Sie langsam ruhiger werden.

Entstressung/Baden im Quellbewusstsein

Schließen Sie die Augen, und achten Sie auf Ihre Gedanken. Ein Gedanke kommt, zieht vorüber und geht. Ein weiterer Gedanke kommt. Nehmen Sie die Lücke zwischen den beiden Gedanken wahr. Sie ist meistens sehr kurz. Diese »Lücke« ist das Quellbewusstsein. Jetzt stellen Sie sich vor, wie Sie mit Ihren Händen die Lücke auseinanderziehen. Bleiben Sie in diesem Moment, und genießen Sie das Quellbewusstsein. »Baden« Sie in dieser reinen Energie.

Weitere Anregungen: Schaffen Sie sich nach der Arbeit Zeit für sich und sorgen Sie für sich. Lassen Sie sich massieren, von Ihrem Partner verwöhnen, gehen Sie essen. Was auch immer Ihnen guttut, tun Sie es.
Eine Übung, die Ihnen hilft, besser mit Stress umzugehen, ist das Fokussieren:

Feng Shui fürs Gehirn

Achten Sie auf Ihre Gedanken. Seien Sie achtsam, was Sie denken, z. B. jetzt! Sind Ihre Gedanken positiv ausgerichtet oder negativ? Achten Sie im Laufe des Tages immer wieder darauf. Sobald Sie feststellen, dass Ihr Fokus auf dem Negativen liegt, verändern Sie ihn. Somit sorgen Sie für frischen Wind in Ihren Gehirnzellen und werden automatisch resistenter gegen Stress. Erweitern Sie die Übung, und beziehen Sie Ihre Gefühle mit ein. Denken Sie nicht nur positiv, sondern bringen Sie Ihre Gedanken auch auf die Gefühlsebene. Das verstärkt ihre Kraft ungemein.

Wissenschaftler haben herausgefunden, dass die elektrische Energie des Herzens 50-mal und seine magnetische sogar 5000-mal stärker ist als die des Gehirns. Das ist der Grund dafür, dass uns negativer Stress, der sogenannte Disstress, hemmt, während uns positiver Stress, der Eustress, beflügelt. Bei Disstress fühlen wir uns schlecht und bei Eustress gut. Nutzen sie also das Quantenbewusstsein, und verändern Sie Ihren Fokus.

Im Kapitel »Quantum Energy Success« lernen Sie eine Übung kennen, mittels derer Sie innerhalb von sieben Tagen Ihr Leben komplett zum Positiven verändern können.

Blättern Sie noch einmal zum Kapitel 2.4 »Glaube und Gesundheit« (S. 53) zurück. Natürlich hat Stress auch etwas mit Ihren Überzeugungen zu tun. Wenn Sie beispielsweise den Glaubenssatz »Für den Erfolg muss man kämpfen und sich anstrengen« in sich tragen, dann sind Sie deutlich eher Stress ausgesetzt als jemand, dem Erfolg nicht so wichtig ist oder für den es leicht ist, erfolgreich zu sein. In unserer Leistungsgesellschaft ist Erfolg häufig mit Anstrengung verknüpft. Welche Überzeugungen haben Sie bezüglich Ihrer Arbeit? Gibt es welche, die Sie behindern? Dann führen Sie die Übungen aus Kapitel 2.4 durch.

2.9 Befreiung von Allergien

»Wie wohl fühlst du dich in deiner Haut?«

Allergien zählen heutzutage mit zu den häufigsten Krankheitsbildern. Dadurch dass Allergien oft sehr früh im Leben entstehen, benötigen Sie in diesem Fall eine Übung, die die Zellinformationen komplett verändert. Am wirksamsten erscheint mir hierfür die »Transformation des Zellbewusstseins«, weil sie sämtliche Informationen der Zellen und somit die DNS an sich umschreibt.

Führen Sie die Übung aus Kapitel 2.5 durch, damit Ihre Allergien gehen dürfen. Setzen Sie in Punkt »2« und »11« an die Stelle des Verhaltensmusters Ihre Allergie ein, und gehen Sie dann den Ablauf wie beschrieben durch. Am Ende werden Sie feststellen, dass sich einiges verändert hat. Lassen Sie im Anschluss Ihrem Körper noch ein wenig Zeit zur Regeneration, und testen Sie dann vorsichtig aus, wie Ihre Allergiefreiheit wirkt. Nach einem Monat können Sie bei Ihrem Arzt oder Apotheker einen Allergietest machen lassen.

2.10 Physische Schmerzen heilen

»Sei dankbar für den Schmerz:
Er ist ein Hinweis deines Körpers, dass du etwas verändern musst.«

Schmerzen sind in der Regel ein Zeichen dafür, dass auf der psychischen Ebene etwas nicht in Ordnung ist. Der Volksmund hat zahlreiche Redewendungen entwickelt, die uns helfen können, zu verstehen, was uns die Schmerzen sagen wollen. Wenn Sie sich beispielsweise den Kopf über etwas zerbrechen, dann ist der Kopfschmerz nicht weit. Hängt Ihnen etwas zum Halse heraus, zeigen sich nicht selten Halsschmerzen. Wenn Ihnen etwas auf den Magen schlägt, dann hat dies selten damit zu tun, dass Sie etwas Falsches gegessen haben, sondern vielmehr, dass Ihre Gefühlswelt ordentlich in Aufruhr geraten ist. Ihr Körper ist wieder einmal der perfekte Signalgeber. Versuchen Sie zu verstehen, was Ihnen Ihr Körper gerade mitteilen möchte.

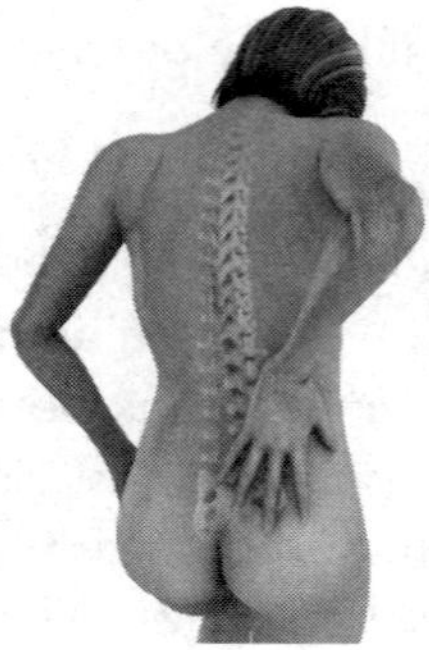

Was will der Schmerz mir mitteilen?

Im Kapitel 2.7 haben Sie eine Übung kennengelernt, mit der sie sich von dauerhaften Schmerzen befreien können, indem Sie Ihre Selbstheilungskräfte aktivieren. Eine sehr gute Übung, die bei allen Arten von Schmerzen hilft, vor allem auch bei frisch auftretenden Schmerzen, ist der Kontakt mit dem Quellbewusstsein. Hierzu wiederum einige Beispiele:

Eine Frau reagierte sehr stark auf Mückenstiche. Während die meisten Menschen eine kleine Schwellung nach einem Stich bekommen, schwoll bei ihr das gesamte Körperteil an. Direkt nach dem Stich in den Oberarm wendete sie die Übung des Quellbewusstseins an, danach war nicht einmal eine Rötung zu erkennen. Ein Mann klagte über starke Rückenschmerzen. Nach der Übung verschwanden die Schmerzen komplett. Eine Frau hatte starke Kopfschmerzen. Auch diese waren nach der Anwendung verschwunden.

Doch nicht immer wird die Heilung sofort wirksam. Einmal bat ich in einem Seminar eine Frau auf die Bühne, die über starke Schulterbeschwerden klagte. Ich fragte sie, wie hoch auf einer Skala von »1« bis

»10« der Schmerz sei. Sie antwortete »8«. Ich arbeitete mit ihr. Nach der Anwendung lag der Schmerz immer noch bei »6«. Sie setzte sich wieder auf ihren Platz. Zehn Minuten später fragte ich sie erneut nach dem Schmerzlevel. Er hatte sich auf »4« reduziert. Am Ende des Seminars war der Schmerz komplett weg. Jack Canfield, Amerikas Erfolgscoach Nummer Eins, sagte einmal in einem Vortrag: »Manchmal braucht es eben länger.« Ein Beispiel: Eine Frau ist schwanger mit all den Unannehmlichkeiten, die es dabei so gibt. Im sechsten Monat hat sie es satt. Doch kann sie tun und lassen, was sie will, es dauert noch weitere drei Monate, bis das Kind zur Welt kommt. Manchmal braucht es eben etwas länger. So ist es auch mit der Übung des Quellbewusstseins. Teilweise braucht es einen Tag, manchmal auch Wochen oder Monate, bis der Schmerz völlig verschwunden ist.

Heilung über das Quellbewusstsein

Diese Übung setzt voraus, dass Sie sich bereits mit dem Quellbewusstsein beschäftigt haben. Wiederholen Sie vorher noch einmal die Übung »Quellbewusstsein erfahren« aus Kapitel 1.4 oder »Baden im Quellbewusstsein« aus Kapitel 2.8. Nehmen Sie die Lücke zwischen Ihren Gedanken wahr, den Moment, wenn der Verstand ruhig ist. Dehnen Sie nun die Lücke aus, auf 30 Sekunden, auf eine Minute, auf fünf Minuten. Konnten Sie das Quellbewusstsein so lange halten? Wunderbar.

Legen Sie einen Finger oder Ihre Hand auf die schmerzende Stelle. Geht das aus physiologischen Gründen nicht, z. B. weil Ihre Muskeln nicht so gedehnt sind, so suchen Sie sich eine alternative Stelle, egal welche. Jetzt denken Sie an Ihre Absicht, z. B. »Heilung geschieht jetzt« oder »Arm ist voll beweglich« (bitte nicht »schmerzfrei«, weil Ihr Fokus dann auf dem Thema »Schmerz« läge). Es genügt, diese Absicht einmal auszusprechen oder zu denken. Sie brauchen kein

Mantra daraus zu machen und die Wörter ständig zu wiederholen. Legen Sie dann Ihre andere Hand oder einen Finger der anderen Hand auf ein gesundes Körperteil. Gehen Sie nun in das Quellbewusstsein. Halten Sie es so lange, bis Sie spüren, dass es »genug« ist.[30] Die notwendige Zeit kann einige Sekunden, aber auch bis zu 20 Minuten betragen. Die Erfahrung zeigt, dass es bei großen Schmerzen sinnvoll ist, die Zeit im Quellbewusstsein auszudehnen. Doch hatte ich auch schon Situationen, wo einige Sekunden reichten. Folgen Sie Ihrem Impuls: An einem bestimmten Moment spüren Sie, dass es gut ist.

Das war es schon. Mehr braucht es nicht. Spüren Sie bereits, wie der Schmerz weniger wird? Sie brauchen die Übung nicht mehrfach zu wiederholen. Sie einmal zu machen, ist völlig ausreichend. Selbstverständlich können Sie diese Übung auch mit anderen Personen, mit Tieren und sogar mit Pflanzen durchführen.

Die Reihenfolge ist dieselbe, nur dass Sie in diesem Fall Ihre Hände auf die andere Person, das Tier oder die Pflanze legen. Das Schöne dabei ist, dass in dem Moment, in dem Sie im Quellbewusstsein verweilen, auch Ihr eigener Körper Heilung erfährt. Sie werden feststellen, dass es Ihnen guttut, mit anderen zu arbeiten und Heilimpulse zu setzen.

30 Wenn Sie diese Übung bereits häufig durchgeführt haben, können Sie einen Schritt weitergehen. Lassen Sie Ihre Hände weg und gehen Sie direkt in das Quellbewusstsein. Sie werden feststellen, dass es auch so funktioniert. Doch ist es am Anfang gut, sich auf zwei Punkte zu fokussieren.

2.11 Verletzungen heilen

»Am schmerzlichsten sind die Qualen, die wir uns selbst erschaffen.«

Mithilfe von Verletzungen versucht der Körper, sich Ruhe zu verschaffen. Durch die Heilung über das Quellbewusstsein sind Sie in der Lage, den Heilungsprozess deutlich zu beschleunigen. Doch testen Sie im Vorfeld kinesiologisch, ob jetzt der richtige Zeitpunk dafürt ist.[31] Wenn der Körper noch Ruhe braucht, kann ein beschleunigter Heilungsprozess eher kontraproduktiv sein. Wundern Sie sich also nicht, wenn Sie durch den kinesiologischen Test herausbekommen, dass es jetzt nicht sinnvoll und angemessen ist, den Heilungsprozess vorzunehmen bzw. zu beschleunigen.

Der Test ist positiv ausgefallen? Dann führen Sie wie im vorherigen Kapitel die Heilung über das Quellbewusstsein durch, nur dass Sie den Prozess jetzt ausdehnen. Bleiben Sie mindestens acht Minuten im Quellbewusstsein, gerne deutlich länger. Wunden heilen schneller, selbst Knochen haben sich nach einem einfachen Bruch durch die Anwendung der Übung wieder in die ursprüngliche Stellung begeben.

Wenn wir uns erlauben, dass Wunder möglich sind, passieren diese. Denken Sie an die russischen Wissenschaftler, die bereits in der Lage sind, Organe nachwachsen zu lassen. Oder an Dr. Eric Pearl, dessen Klienten bereits von Krebs oder Aids geheilt wurden.

Die Zeit ist reif, dass wir uns selbst heilen; von allen Krankheiten, Schmerzen, Ängsten, behindernden Glaubens- und Verhaltensmustern usw. Sie haben mit diesem Kapitel jede Menge Übungen an die Hand bekommen, mit denen Sie eine perfekte Gesundheit erzeugen können.

31 Für den kinesiologischen Test siehe Kapitel 1.7, S. 43

Auf einen Aspekt möchte ich Sie ganz besonders hinweisen. Wir haben all diese Erschwernisse, weil unser Körper uns auf etwas hinweisen möchte: z. B. dass wir besser mit uns umzugehen, mehr für uns sorgen oder unseren eigenen Weg statt den der anderen gehen sollen. Der Heilungsprozess allein genügt nicht. Wenn Sie Ihr Leben nach der Heilung nicht verändern, wenn Sie nicht das tun, worauf Sie Ihr Körper aufmerksam gemacht hat, werden die Symptome wiederkommen. Vielleicht nicht in der gleichen Form, sondern in einer anderen. Wie dem auch sei:

Sehen Sie Ihren Heilungsprozess als ersten Schritt zu einer Veränderung Ihres Lebensstils – und ein erfülltes, glückliches und gesundes Leben ist Ihnen sicher.

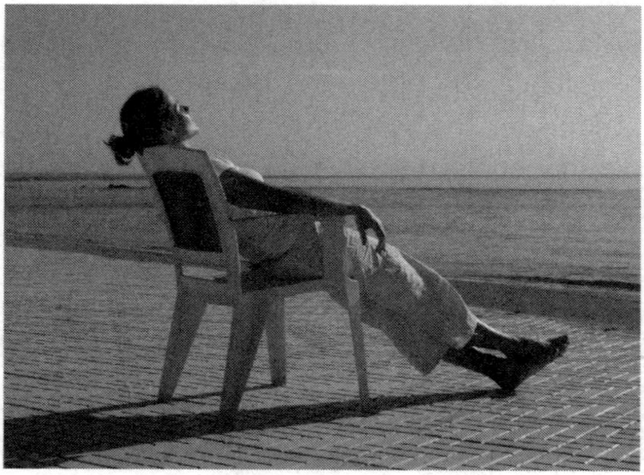

Das Leben genießen

3. Quantum Energy Relations

»Harmonische Beziehungen sind in Deutschland eine Rarität.«

Gerade liegt das Seminar hinter mir, das dieses Kapitel zum Thema hatte: »Quantum Energy Relations«. Ein ganzes Wochenende rund um das Thema »Beziehungen« – die Beziehung zu sich selbst, dem Partner, den Eltern, Kindern, Freunden, Kollegen oder zum Chef. Und erneut bin ich sehr berührt, weil die Teilnehmer am Ende den Seminarraum verändert verlassen haben. Wenn ich sehen kann, wie sie in dem Wissen, dass sich ihre Beziehungen verändern werden, gewachsen sind. Das ist der Moment, der mir immer wieder bestätigt, dass mein Wirken richtig ist und einen Zweck erfüllt. Daher möchte ich Ihnen jetzt aufzeigen, was Sie mithilfe von »Quantum Energy« tun können, um erfüllte Beziehungen zu führen.

Wussten Sie, dass sich allein in Deutschland pro Jahr ca. eine Million Paare trennen, sich ca. 200.000 Paare scheiden lassen und jede siebte Familie eine Patchwork-Familie ist? Nur 45% der Deutschen leben in einer festen Beziehung, ganze 2% in einer harmonischen. Gut 17 Millionen Männer und Frauen sind in einer Partnerbörse registriert. Sie liegen also völlig im Trend, wenn Sie Beziehungsprobleme haben.

3.1 Beziehungen und Heilung

»In dem Moment, wo wir beginnen,
uns selbst von ganzem Herzen anzunehmen,
öffnet sich das Tor der Liebe.
Egal, wo wir dann hinschauen,
werden wir Liebe erfahren.«

Eins möchte ich an diesem Punkt schon einmal vorwegnehmen: Beziehungsarbeit bedeutet in erster Linie Arbeit an sich selbst. Am besten beschreibt es für mich Eva Maria Zurhorst mit Ihrem Buchtitel *Liebe Dich selbst und es ist egal, wen Du heiratest.* Wenn wir in der Lage sind, unsere eigenen Themen zu heilen, dann sind wir auch in der Lage, wundervolle Beziehungen zu führen. Somit erfahren Sie in diesem Kapitel nicht, wie Sie mit anderen Menschen besser umgehen können bzw. was Sie tun können, damit sich andere verändern. Sie erfahren, wie Sie besser *mit sich selbst* umgehen, für sich sorgen, sich selbst lieben und annehmen lernen. Mit dem Wissen des Quantenbewusstseins ist das leichter, als Sie vielleicht glauben mögen.

Die meisten Verhaltens- und Glaubensmuster, Ängste und Unsicherheiten sind Resultate unserer Erfahrungen aus der frühen Kindheit. Wenn Sie also glückliche und erfüllte Beziehungen führen möchten, gilt es, zurückzuschauen, was Sie in den ersten Jahren Ihres Lebens über die Liebe generell erfahren haben. Diese frühen Erfahrungen prägen im Regelfall heute noch – wenn auch weitestgehend unbewusst – Ihre Beziehungen.

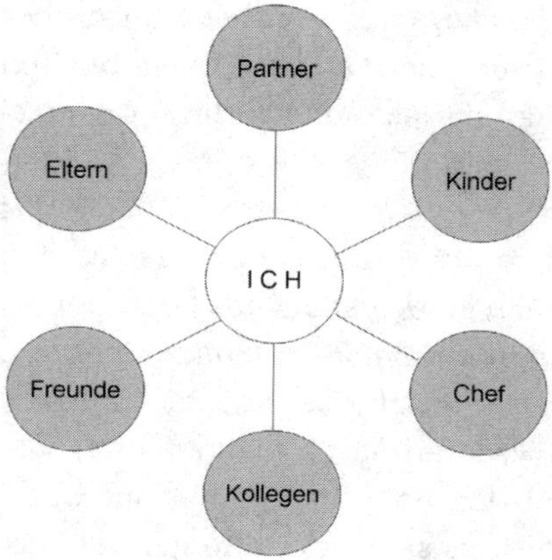

Das Beziehungsgeflecht

3.2 Die Beziehung zu sich selbst

*»Wenn wir unserem Nächsten etwas Gutes erweisen,
tun wir weit mehr für uns selbst als für den anderen.«*

Immer wieder stelle ich in meinen Coachings fest, dass sich sehr viele Themen, mit denen die Menschen zu mir kommen, an irgendeinem Punkt auf dieselbe Ursache zurückführen lassen: mangelnde Selbstliebe. Ob es um Beziehungsprobleme in der Partnerschaft geht, Konflikte im Team oder mit dem Chef, dem nicht Vorankommen in der Karriere usw.: Sowie ich mit meinen Klienten in die Tiefe der Psyche abtauche, landen wir beim Thema »Selbstliebe«.

Woran liegt das? An unseren Prägungen aus der frühen Kindheit. Ein Baby benötigt sehr viel Liebe und Aufmerksamkeit. In unserer schnelllebigen Zeit sind die Eltern damit jedoch häufig überfordert. Abgesehen davon ist der Anspruch an die Eltern heute auch ein ganz anderer als früher. Eltern müssen perfekt und sportlich fit sein, einen guten Eindruck machen und alles unter einen Hut bringen können. Aktuell erlebe ich dies gerade bei sehr guten Freunden von mir. Da kommt ein neues Leben in die Familie und braucht ständige Aufmerksamkeit. Doch der Vater geht arbeiten, kommt erst abends nach Hause, und die Mutter versorgt Kind und Haushalt. Beide finden kaum noch Zeit für sich, was ab einem gewissen Punkt unzufrieden macht. Hinzu kommt, dass das Kind oft schreit, was zu weiteren Anspannungen führt. Diese komplexe Stresssituation bekommt das Baby bereits mit und spürt, dass irgendetwas nicht in Ordnung ist. Es sieht in die Augen bzw. das Gesicht der Eltern und findet dort nicht mehr dauerhaft das ganz von Liebe erfüllte Gesicht wieder, welches es in den ersten Tagen ständig gesehen hat. Vielfach verbinden Babys, selbstverständlich unbewusst, dies mit sich selbst. Sie haben gelernt, dass ein strahlendes Gesicht der Eltern bedeutet: »Was ich tue, ist gut.« Ein nicht strahlendes Gesicht steht für das Gegenteil. So erfährt der Mensch sehr früh, dass er einerseits nicht die Liebe bekommt, welche er benötigt, und er andererseits so, wie er ist, nicht gut ist – und das, obwohl die Eltern ihr Bestes geben.

Ein anderer Grund, weshalb jemand einen Mangel an Selbstliebe hat, könnte sein, dass seine Eltern oder Großeltern aus einer Zeit stammen, in der für Liebe nicht viel Zeit war. Meine Eltern beispielsweise entstammen der Kriegsgeneration. Hier ging es ums nackte Überleben. Sie haben von ihren Eltern nicht lernen können, was Liebe wirklich bedeutet. Entsprechend konnten sie es genauso wenig an mich weitergeben.

Glaubt man den Neuen Wissenschaften, so reicht es bereits aus, dass die Mutter zum Zeitpunkt der Zeugung oder während der Schwangerschaft nur einmal daran gedacht oder es ausgesprochen zu haben braucht, dass sie das Kind nicht haben möchte, es sich nicht leisten kann oder sogar eine Abtreibung in Anbetracht gezogen hat, damit das Kind sich unerwünscht fühlt. Die Mutter kann dem Kind später noch so viel Liebe zukommen lassen, diese frühe Prägung wird dennoch dafür sorgen, dass sich das Kind nicht wirklich geliebt oder angenommen fühlt. Dieser Stempelabdruck des Nicht-gewollt-Seins prägt das gesamte Leben des Kindes. Es wird sich später unbewusst Partner wählen, die dieses Muster bestätigen. Die Partnerschaften halten selten lange, die Person fühlt sich nicht wirklich geliebt.

Gerade ist eine Coaching-Klientin bei mir gewesen, die genau den Partner an ihrer Seite hat, den sie sich immer gewünscht hat. Und dennoch ist sie mit ihm nicht glücklich. Ihr Verstand registriert, dass alles gut ist. Doch ein unbewusst ablaufendes frühkindliches Muster lässt nicht zu, dass meine Klientin in der Tiefe glauben kann, dass es der Partner wirklich ernst meine. An diesem Beispiel lässt sich sehr gut erkennen, wie intensiv die Muster greifen, selbst wenn augenscheinlich alles da ist, was man sich wünscht. Das bestätigt einmal mehr, dass wir zu 95 % unbewusst und lediglich zu 5 % bewusst wahrnehmen.

Daher geht es in der ersten Übung zum Thema »Beziehungen« zunächst einmal darum, sich bewusst zu werden und sich folgende Frage zu beantworten: »Was habe ich über Liebe gelernt?«

Was habe ich über Liebe gelernt?

Nehmen Sie sich ein Blatt Papier und schreiben Sie alles auf, was Ihnen einfällt.

- Was haben mir meine Eltern damals über Liebe gesagt?
- Wie habe ich Liebe erfahren?
- Konnte ich mich an der Liebe meiner Eltern nähren?
- Wie haben mir meine Eltern Liebe vorgelebt?
- Wie lebe ich Liebe heute?
- Wie sehen meine Partnerschaften in Bezug auf Liebe aus? Fühl(t)e ich mich darin geliebt? Wenn nicht, weshalb nicht?
- Erkenne ich Aspekte aus meiner Kindheit wieder?

Lernen Sie sich selbst in Bezug auf die Liebe kennen. Schauen Sie sich Ihr Blatt an. Was haben Sie über Liebe gelernt? Wie sind Sie geprägt?

Gehen Sie jetzt einen Schritt weiter. Legen Sie Ihr Blatt weg, und schließen Sie die Augen. Fühlen Sie in sich hinein. Wie fühlt sich Liebe in Ihnen an? Wie genau nehmen Sie Liebe wahr? Nehmen Sie Ihre Gefühle genau wahr: Sind diese eher angenehm oder eher unangenehm? Fühlt sich die Liebe eher warm oder kalt an? Usw. Notieren Sie sich all diese Gefühle.

Was haben Sie jetzt über sich und die Liebe herausgefunden? Ist sie Ihnen ein wohlgesinnter Partner oder eher einer, der Ihnen fremd ist? Je mehr Sie in Bezug auf die Liebe über sich herausfinden, desto größer ist die Chance, dass Heilung geschehen darf und die weiteren Übungen auf fruchtbaren Boden fallen.

3.3 Das tiefste Bedürfnis

»Wenn wir uns erlauben,
wirklich ehrlich zu uns selbst zu sein,
freut sich das Herz.«

Was ist Ihr tiefstes Bedürfnis in Bezug auf Beziehungen? Angenommen zu sein, geliebt zu werden, Geborgenheit zu finden, verstanden zu werden, sich anlehnen zu können? Was genau ist es? Und wenn Sie jetzt einen Schritt weitergehen: Was ist die Angst dahinter, wenn Sie dies nicht bekommen? Gehen Sie in sich, und erfahren Sie mehr über sich und Ihre Gefühle. Die Furcht ist ein Teil von Ihnen. Was würden Sie am liebsten damit tun? Ertappen auch Sie sich wie die meisten anderen dabei, diese nicht mehr haben zu wollen? »Ich will diese Angst nicht mehr«, ist die Aussage, die ich am häufigsten zu hören bekomme. Doch denken Sie daran: Die Energie folgt der Aufmerksamkeit! Was passiert also, wenn Sie die Furcht nicht mehr wollen? Richtig, sie verstärkt sich noch. Machen Sie also einfach einmal das genaue Gegenteil. Stellen Sie sich vor, Sie akzeptieren Ihre Angst als einen Teil von sich, denn schließlich entsteht sie in Ihnen. Stellen Sie sich vor, wie Sie Ihre Angst in einen Kokon aus Liebe einhüllen und sich dafür bedanken, dass sie da ist. Schließlich möchte sie Sie vor etwas schützen, selbst wenn dieser Schutz heute nicht mehr notwendig sein sollte. Die Furcht hat grundsätzlich etwas Positives. Jetzt höre ich Sie gerade laut denken: »Soll ich etwa ein Leben lang meine Angst willkommen heißen?« Nein, nicht Ihr Leben lang, doch so lange, bis Sie herausgefunden haben, wovor sie Sie schützen möchte. Wenn Sie das erkennen und verstehen, und Sie die Furcht in die Liebe eingehüllt haben, werden Sie feststellen, dass sie sich mit der Zeit verändert. Sie verliert an Stärke.

Jetzt möchte ich mit Ihnen in Bezug auf das Thema »Liebe« noch einen Schritt weitergehen. Schauen Sie sich Ihren Mangel ein wenig näher an, und stellen Sie sich folgende Frage: »Wie fühle ich den Mangel an Liebe?«

Selbsterforschung: Wie fühle ich den Mangel an Liebe?

Suchen Sie sich einen ruhigen Ort, machen Sie es sich bequem und stellen Sie sich die Frage: »Wie fühle ich den Mangel an Liebe?« Wahrscheinlich wird Ihr Kopf jetzt versuchen, Antworten zu finden. Doch in dieser Übung geht es nicht um eine intellektuelle Antwort, es geht lediglich ums Fühlen. Gehen Sie in sich, und fühlen Sie den Mangel. Wie macht er sich bemerkbar? Wie fühlen Sie den Mangel? Werden Sie wütend oder traurig? Wo genau fühlen Sie ihn? Kommen vielleicht Bilder aus der Vergangenheit hoch? Seien Sie einfach achtsam und neugierig.

Möchten Sie dem Thema »Liebe« noch weiter auf die Spur kommen? Dann lade ich Sie ein, noch tiefer in Ihr inneres Mysterium hinabzutauchen und Kontakt aufzunehmen mit Ihrem inneren Kind. Das innere Kind ist der kleine Junge bzw. das kleine Mädchen in Ihnen, der/das nie erwachsen geworden ist. Jeder trägt dieses innere Kind in sich. Das innere Kind ist jenes, das aus der frühen Kindheit heraus agiert. Es handelt nach den frühkindlichen Mustern, weil es jung geblieben ist und auf ewig jung bleiben wird. Es behält die Emotionen bei, die dominant gewesen sind, als Sie ein Kleinkind waren. Wenn Sie oftmals traurig oder wütend sind, eher zurückhaltend reagieren, so kann dies eine Stimmung sein, die aus Ihrer Kindheit resultiert. Das innere Kind hält an diesen Stimmungen fest, bis sie verändert werden.

»Der Kindanteil Ihrer Persönlichkeit sortiert alle Lebenssituationen und konzentriert sich auf jene Teile, die auf diese bestimmte Emotion reagieren. Es zwingt Sie, Gedankenmuster zu vollziehen, die diese Emotion erzeugen. (...) Auf emotionaler Ebene hat dieser Teil niemals wirklich das Elternhaus verlassen. Er weilt immer noch dort, wartend auf die liebevolle Annahme und die bedingungslose Liebe, die er nie erhalten hat.«[32]

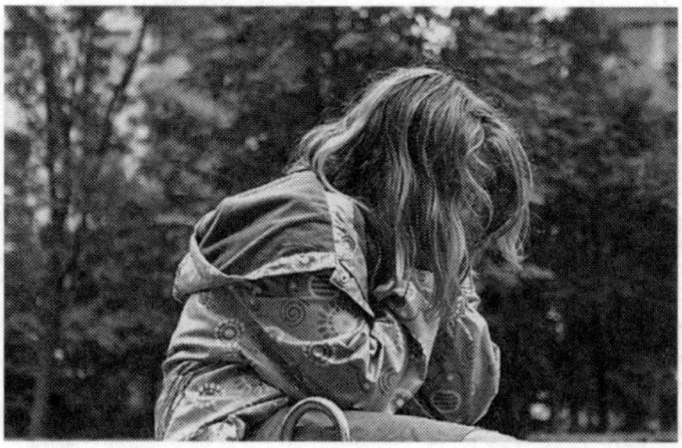

Das innere Kind in uns handelt nach frühklindlichen Mustern.

Wenn Sie also Kontakt zu Ihrem inneren Kind aufnehmen, dann fühlt es sich zum ersten Mal wahrgenommen und gesehen. Genau das ist es, was es sich so sehr wünscht. Indem Sie die Gefühle dieses Anteils in Ihnen akzeptieren und lieben, fängt der Prozess der Heilung an. Die folgende Übung unterstützt Sie dabei.

Das eigene innere Kind heilen

Suchen Sie erneut einen gemütlichen Platz, an dem Sie ungestört sind. Machen Sie es sich bequem, und schließen Sie Ihre Augen. Machen Sie ein paar tiefe Atemzüge, und spüren Sie, wie Sie sich mit jedem Atemzug mehr und mehr entspannen können. Sollten Gedanken auftreten, die Sie von dieser Übung abhalten könnten, so stellen Sie sich vor, diese Gedanken seien wie die Wolken am Himmel. Sie kommen, ziehen vorbei und gehen wieder. Ein Gedanke kommt,

32 Aus: Samuels, A./Lukan, E.: *Im Einklang mit dem inneren Kind,* Herder Verlag 2007

zieht vorüber und geht – ähnlich wie die »Lücke«, das Quellbewusstsein. Jetzt stellen Sie sich vor, wie Sie wieder das kleine Kind sind, das Sie einmal waren. Erinnern Sie sich an die Zeit zurück, als Sie jünger als sechs Jahre alt waren; nicht an eine bestimmte Situation, sondern lediglich an diese Zeit. Tauchen Sie ganz in dieses Gefühl ein. Wie geht es Ihnen zu jener Zeit? Sind Sie traurig, verschüchtert, wütend? Egal welche Emotion jetzt gerade vorherrscht, lassen Sie diese zu. Sie brauchen dem Kind in sich auch nicht gut zuzureden. Nehmen Sie lediglich die Emotion wahr.

Jetzt stellen Sie sich vor, wie Sie sich als Erwachsener Ihr inneres Kind liebevoll auf den Schoß setzen, es in die Arme nehmen, ihm Ihre volle Aufmerksamkeit schenken. Geben Sie ihm all die Liebe, die Sie in sich tragen. Sie finden keine Liebe? Dann erinnern Sie sich an eine Situation in Ihrem Leben, in der Sie Liebe gefühlt haben. Geben Sie diese Liebe jetzt an Ihr inneres Kind weiter. Liebkosen Sie es. Das ist es, was es vermutlich damals nie erhalten hat.

Was passiert jetzt mit Ihrem inneren Kind? Lächelt es oder ist es weiterhin wütend bzw. traurig? Geben Sie ihm all Ihre Liebe, so lange, wie es Ihnen möglich ist, je länger, desto besser. Wahrscheinlich ist es völlig ausgehungert nach Liebe. Können Sie spüren, wie mit der Zeit die Anspannungen im Kind abnehmen?

Fragen Sie es dann, was es jetzt gerade braucht und geben Sie ihm das, so viel und so intensiv, wie es Ihnen möglich ist. Ist es Ihnen in diesem Moment nicht möglich, erklären Sie, warum das so ist.

Wenn Sie das Gefühl haben, dass es fürs Erste »genug« ist, verabschieden Sie sich von Ihrem inneren Kind, und teilen Sie ihm mit, welch ein tolles Wesen es ist. Und dass sie schon bald wieder in

Kontakt mit ihm treten werden. Kommen Sie dann über Ihren Atem wieder zurück an die Oberfläche Ihres Tagesbewusstseins.

Erwarten Sie keine sofortige Veränderung. Führen Sie diese Übung immer wieder durch. Sie werden feststellen, dass mit Zunahme des Kontaktes die Heilung mehr und mehr zunimmt und sich Ihr inneres Kind immer weiter für die Liebe öffnet.

Die Liebe heilen mit Unterstützung des Quellbewusstseins

Sie können die Übung mit dem inneren Kind noch erweitern, wobei die folgende Übung auch unabhängig vom inneren Kind durchgeführt werden kann.

Integrieren Sie diese Übung auf folgende Weise in Ihren Kontakt mit dem inneren Kind: In dem Moment, wo Sie Ihrem inneren Kind all Ihre Liebe schenken, gehen Sie mit Ihrer Aufmerksamkeit in das Quellbewusstsein und lassen die Liebe in das Quellbewusstsein einfließen. Halten Sie die Schwingung des Bewusstseins und der Liebe so lange wie möglich aufrecht. Wenn Sie spüren, dass alles gut ist, schauen Sie, was mit Ihrem kindlichen Anteil passiert. Verabschieden Sie sich wieder, und kommen Sie über Ihren Atem in das Tagesbewusstsein zurück.

Wenn Sie die Übung ohne das innere Kind durchführen, gehen Sie folgendermaßen vor: Lassen Sie den Gedanken »Liebe fließt und vermehrt sich« in Ihrem Geist auftauchen. Gehen Sie dann mit Ihrer Aufmerksamkeit in das Quellbewusstsein. Nehmen Sie wahr, wie Sie ganz darin eintauchen. Während Sie die Schwingung des Bewusstseins aufrechterhalten, lassen Sie aus Ihrem Herzen die Energie der Liebe darin einfließen, indem Sie sich vorstellen, wie aus Ihrem

Herzen ein grünes oder rosafarbenes Licht emporsteigt und mit der Schwingung des Quellbewusstseins verschmilzt. Halten Sie diese Energie zwei bis sieben Minuten aufrecht, und kommen Sie dann wieder in Ihr Tagesbewusstsein zurück.

Lassen Sie sich überraschen, was für Veränderungen sofort oder in der nächsten Zeit eintreten. Doch lassen Sie Ihre Erwartungen aus dem Spiel, denn diese können leicht enttäuscht werden.

3.4 Schmerz oder Freude?

»Schau in den Spiegel: Was siehst du?«

Ähnlich wie bereits im Kapitel »Quantum Energy Healing« möchte ich Ihnen auch an dieser Stelle die Frage stellen: »Worauf richten Sie innerhalb Ihrer Beziehungen Ihre Aufmerksamkeit?«

- Sehen Sie die Aspekte, die Freude bereiten, oder jene, welche nicht funktionieren?
- Was sehen Sie, wenn Sie in den Spiegel schauen? Die schönen Dinge an sich oder die Makel?
- Wenn Sie an Ihren Partner, Ihre Eltern, Kinder, Kollegen, Freunde usw. denken – was kommt Ihnen als Erstes in den Kopf?
- Richten Sie in Ihrer Partnerbeziehung den Fokus auf die leidvollen Aspekte oder auf die freudvollen?
- usw.

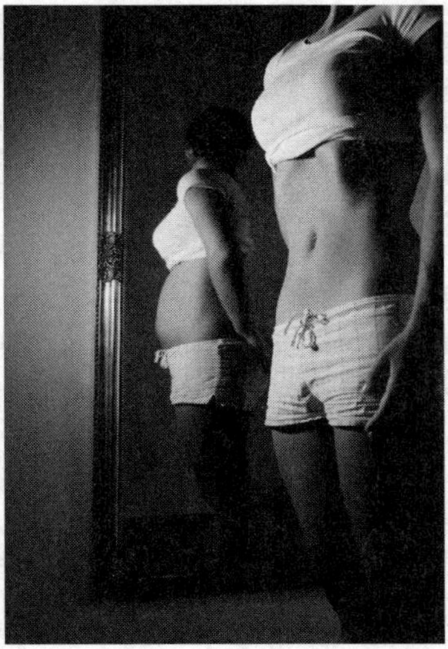

Für viele die große Herausforderung – das Spiegelbild lieben

Ergänzen Sie die Liste um Ihre eigenen Themenbereiche. Worauf richten Sie Ihren Fokus? Die Energie folgt der Aufmerksamkeit. Worauf Sie Ihren Fokus richten, das erschaffen Sie sich, das ist ein unumstößliches Naturgesetz. Stellen Sie sich also die Frage, was Sie sich in Ihren Beziehungen erschaffen wollen. Nutzen Sie Ihr Quantenbewusstsein und richten Sie Ihren Fokus neu aus.

Das Liebes-Tagebuch

Führen Sie bereits ein Tagebuch? Ganz egal, ob Ihre Antwort jetzt Ja oder Nein lautet: Schaffen Sie sich eins bzw. ein weiteres an! Notieren Sie sich darin jeden Abend vor dem Zubettgehen Folgendes:

1. Was habe ich heute für mich getan, damit es mir gut geht? Wobei bzw. wie habe ich für mich gesorgt?
2. Wie habe ich mich heute in meiner Partnerschaft »satt gemacht«?[33]
3. Was habe ich heute für meine Partnerschaft getan, damit sie in Liebe wächst und gedeiht?
4. Wie habe ich mich in mir und in meiner Partnerschaft gefühlt?
5. Was habe ich heute für andere Menschen in meinem Umfeld (Eltern, Kinder, Freunde, Kollegen, Kassiererin, Chef usw.) getan, um ihnen ein Lächeln auf die Lippen zu zaubern?

Je mehr Sie Ihre Aufmerksamkeit, Ihre Gedanken *und* Ihre Gefühle auf die positiven Dinge in Ihren Beziehungen richten, desto mehr werden sich diese verändern.

3.5 Verhaltensmuster in Bezug auf Liebe transformieren

»Sei verliebt in dich selbst,
damit dich auch die anderen lieben können.«

Nachdem Sie sich in diesem Kapitel intensiv mit sich selbst und dem Thema »Liebe« beschäftigt haben, ist es jetzt an der Zeit, Ihre behin-

33 Haben Sie dafür gesorgt, dass Sie das bekommen, was Sie sich in Ihrer Beziehung wünschen? »Sich satt machen« heißt, den anderen darauf ansprechen, was Sie an Liebe und Aufmerksamkeit benötigen; sich aktiv darum zu kümmern, was Sie benötigen. Die meisten Menschen verhungern in ihrer Beziehung hinsichtlich Liebe, Körperkontakt, Geborgenheit usw. deswegen, weil sie es nicht einfordern. Teilen Sie sich Ihrem Gegenüber mit, und finden Sie gemeinsam Lösungen, wie Sie sich beide »satt machen« können. Doch geht es hierbei eben nicht darum, den anderen auszusaugen, sondern ihm mitzuteilen, was Ihnen in der Beziehung wichtig ist und was Sie brauchen – ohne Druck auszuüben.

dernden Verhaltensmuster in Bezug auf Beziehungen tief greifend zu verändern. Weil diese Muster in der Regel sehr früh entstehen, teilweise sogar bereits während der Schwangerschaft oder noch früher, ist es wichtig, eine Übung zu verwenden, welche noch vor dem Zeitpunkt des Entstehens des Musters ansetzt. Diese Übung haben Sie bereits im letzten Kapitel kennengelernt. Es handelt sich um die sehr kraftvolle Übung »Transformation des Zellbewusstseins«. Damit sind Sie in der Lage, Ihre Zellinformationen komplett zu verändern und sich somit sogar eine neue Vergangenheit zu erschaffen. Das Spannende an dieser Übung ist, dass Sie Ihre erlebten negativen Erfahrungen der Vergangenheit neu erleben werden. Doch dazu später mehr.

Wie im letzten Kapitel möchte ich Sie auch hier darauf hinweisen, die Übung möglichst nicht abzulesen und dann durchzuführen. Sie ist einfach zu intensiv, um sie aus dem Kopf heraus zu vollführen. Sprechen Sie sie auf Band oder suchen Sie sich eine Person mit Meditationserfahrung, die sie Ihnen vorliest. Sie können auch die CD »Transformation des Zellbewusstseins – Liebe endlich wieder fühlen« beim Schirner Verlag oder im Buchhandel bestellen.

Sind Sie bereit für ein neues Lebensgefühl? Dann suchen Sie sich einen ruhigen Platz, an dem Sie für die nächsten 20 Minuten ungestört sind, und legen Sie sich einen Stift und Papier bereit.

Transformation des Zellbewusstseins – Liebe endlich wieder fühlen

Machen Sie – wie immer – den kinesiologischen Test, ob es jetzt sinnvoll und angemessen ist, dass das Muster, an dem Sie arbeiten wollen, gehen darf.[34]

34 Mehr Informationen zum Thema »Kinesiologie« finden Sie in Kapitel 1.7 auf S. 43.

Hat Ihr Körper der Übung zugestimmt, gehen Sie einen Schritt weiter: Stellen Sie sich die Frage, was Sie stattdessen, also statt des alten Musters haben möchten. Achten Sie darauf, dass Ihr »Stattdessen« tatsächlich mit Ihnen zu tun hat. »Ich möchte geliebt werden«, wäre eine wenig sinnvolle Formulierung, weil Sie mit diesem Satz nur Ihr Außen verändern möchten. Passender wäre: »Ich bin es wert, geliebt zu sein«, oder: »Ich erlebe vollkommene Liebe.« Noch passender wäre: »Ich liebe mich selbst und strahle dadurch Liebe aus.«

Was ist Ihr »Stattdessen«? Formulieren Sie es, und notieren Sie es dann auf Ihrem Zettel.

Erinnern Sie sich an eine Situation in Ihrem Leben, in der Sie dieses »Stattdessen« bereits gefühlt haben, und sei es nur für einen kurzen Moment. Schließen Sie dann die Augen, und gehen Sie in Ihrer Erinnerung zurück zu dem Zeitpunkt, als Sie es gefühlt haben. Erleben Sie die Situation noch einmal und zwar so, dass Sie sie mit allen Sinnen wahrnehmen. Sehen Sie sich also nicht wie in einem Film, sondern seien Sie *in* der Situation. Erleben Sie die Situation erneut so wie damals, und spüren Sie, wie schön es war. Gehen Sie ganz darin auf. In dem Moment, in dem das Gefühl am stärksten ist, legen Sie Ihre linke oder rechte Hand auf Ihr Herz und ankern das Gefühl in diese Bewegung. Nehmen Sie nach einigen Sekunden Ihre Hand von Ihrem Herz, und kommen Sie wieder an die Oberfläche Ihres Bewusstseins. Öffnen Sie die Augen.

Wie war es, dieses schöne Gefühl wieder einmal zu erleben? Stehen Sie nun auf, beschäftigen Sie sich mit etwas, was nichts mit dieser Übung zu tun hat, und setzen oder legen Sie sich dann wieder hin. Denken Sie einen Augenblick an irgendetwas, was Ihnen gerade in den Sinn kommt. Testen Sie jetzt Ihren Anker. Legen Sie Ihre Hand auf Ihr Herz, so wie Sie es eben getan haben. Spüren Sie, wie das schöne Gefühl sofort erscheint? Sollte dies nicht der Fall sein, wiederholen Sie den Part mit dem Ankern noch einmal, bis der Anker wirkt. Das dürfte schon beim nächsten Mal der Fall sein.

Das war der erste Teil der Übung. Nun geht es auf eine Reise durch Ihr Leben. Schließen Sie erneut Ihre Augen. Die Hände liegen ganz ruhig an oder auf Ihrem Körper, jedoch nicht auf Ihrem Herzen. Achten Sie einen Moment auf Ihren Atem, wie er kommt und wieder geht. Nehmen Sie Ihren Atem ganz wahr. Dann machen Sie drei tiefe Atemzüge. Spüren Sie, wie der Sauerstoff Ihre Lunge prall füllt, sich Ihre Brust und Ihr Bauch heben und senken. Denken Sie beim Einatmen: »Ich atme Liebe, Geborgenheit und Schutz ein«, und beim Ausatmen: »Ich atme alle negative Energie meiner Zellen aus.« Nehmen Sie wahr, wie sich mit jedem Atemzug Ihr Körper ein wenig mehr entspannt.

Jetzt lassen Sie Ihr gesamtes Leben rückwärts vor Ihrem inneren Auge an sich vorüberziehen. Dies geht im Regelfall sehr schnell, doch nehmen Sie sich die Zeit, die es braucht. Sie werden dabei auf Situationen treffen, in denen Sie Ihrem alten Verhaltensmuster z. B. des Nicht-geliebt-Seins oder des Außenseiter-Seins, voll erlegen waren. Stellen Sie sich vor, wie Sie auf dem Zeitstrahl Ihres Lebens genau an dieser Stelle einen Marker setzen, als würden Sie eine Nadel auf eine Landkarte stecken. Markieren Sie diesen Zeitpunkt in Ihrem Leben. Durchlaufen Sie Ihr gesamtes Erwachsenenalter, gehen Sie zurück zum jungen Erwachsensein, zur Jugend, zu Ihrer Kindheit, zur frühen Kindheit, bis zurück zur Geburt. Immer wieder treffen Sie auf Situationen, die Sie markieren werden. Nehmen Sie dann Ihre Geburt wahr. Durchlaufen Sie rückwärts den Zeitraum des Heranwachsens als Fötus und Embryo, zurück bis zum Zeitpunkt Ihrer Zeugung. Nehmen Sie Ihre Zeugung wahr. Und gehen Sie dann noch etwa zehn Minuten bis vor den Zeitpunkt Ihrer Zeugung zurück. Sie sind nun lediglich Ihre Seele. Hier stoppen Sie. Genießen Sie die Zeit als Seele, in der Sie völlig frei sind. Hier ist die vollkommene, bedingungslose Liebe. Hier ist alles Wissen des Universums, absoluter Frieden, Vollkommenheit in ihrer reinen Form. All das können Sie jetzt spüren: Das Einssein mit allem und mit Gott.

Erinnern Sie sich an das Gefühl Ihres »Stattdessen«, indem Sie Ihre Hand auf Ihr Herz legen. Spüren Sie das, was Sie stattdessen wollen, und machen Sie sich bereit, erneut in Ihr Leben einzutauchen. Lösen Sie dann wieder die Hand von Ihrem Herz. Sind Sie bereit, Ihr Leben noch einmal zu durchleben, doch jetzt mit dem Gefühl, geliebt, erwünscht und angenommen zu sein? Was auch immer Ihr »Stattdessen« ist, es findet jetzt durch Sie einen Weg in Ihr Leben.

Auf geht's! Sehen Sie Ihre Eltern dabei, wie sie Liebe machen, verschmolzen miteinander und gerade dabei, ein Kind zu zeugen: Sie! Spüren Sie die Liebe, die beide miteinander verbindet, die ihre Eltern gerade erleben. Nehmen Sie wahr, wie Eizelle und Samenzelle miteinander verschmelzen, wie all die Liebe mit einfließt. In dieser Zelle ist bereits die vollkommene Liebe enthalten. Nehmen Sie wahr, wie die erste Zellteilung beginnt, mehr und mehr Zellen entstehen und mit jeder Zellteilung die Liebe größer und größer wird. Jede einzelne Zelle ist durchflutet von dem Gefühl der Liebe. Sie entwickeln sich als Embryo, werden zum Fötus. Arme und Beine sowie alle Organe entwickeln sich. Ist Ihr altes Muster bereits in dieser Phase entstanden, so nehmen Sie wahr, wie das neue Gefühl Ihr ehemaliges ersetzt. Sollten Sie hierfür Ihren Anker brauchen, legen Sie Ihre Hand auf Ihr Herz. Die Zellinformationen werden transformiert. Sie wachsen im Mutterleib heran und spüren, wie die Lebenskraft größer und größer wird. Sie freuen sich darauf, dass Sie schon bald das Licht der Welt erblicken. Dann ist es soweit: die Geburt! Schreien Sie es innerlich heraus, und freuen Sie sich auf das Leben. Erleben Sie die ersten Tage als Baby, dann Ihre frühkindliche Phase. Finden Sie hier im Vorfeld gesetzte Marker, die Ihr altes Muster darstellen? Dann ersetzt jetzt das neue Gefühl auch hier das alte. Lösen Sie im Bedarfsfall Ihren Anker aus. Stellen Sie fest, dass Sie alle Situationen völlig neu erleben. Ihre Erinnerungen verändern sich. Ihr Zellbewusstsein transformiert sich gerade, Ihre DNS wird umgeschrieben. Sie erleben Ihre Kindheit völlig neu, obwohl die Situationen dieselben bleiben.

Sie wachsen heran, vom Kind zum Jugendlichen. Alle Marker werden ersetzt, alle Situationen neu erlebt, die Zellinformationen verändert. Fühlen Sie, wie Ihre Kraft und die Liebe stärker und stärker werden. Sie sind erwachsen und kommen der Gegenwart immer näher. Irgendwann sind Sie im Heute angelangt. Doch lassen Sie das Leben weiterfließen in Ihre Zukunft. Nehmen Sie wahr, wie Sie noch älter werden, eine wundervolle Zukunft erleben. Sie genießen Ihre Zukunft in vollen Zügen. Sie lieben das Leben. Kurz, bevor Sie am Tag ankommen, an dem Ihre Seele Ihren Körper verlässt und der Körper stirbt, stoppen Sie.

Schauen Sie zurück zur Gegenwart. Was haben Sie alles erlebt? Was haben Sie getan in all dieser Liebe? Wie haben Sie gelebt? Wie haben Sie Ihre Eltern wahrgenommen und wie Ihre Kinder? Wie hat die Liebe Ihr Leben verändert? Wer war bei Ihnen? Welche besonderen Situationen haben Sie erlebt, die Ihr Leben beeinflusst haben? Was haben Sie hierfür getan? Schauen Sie sich Ihren Zeitstrahl genau an: Sehen Sie, dass Ihr neues Verhaltensmuster Ihr Zellbewusstsein komplett erneuert hat? Wunderbar! Bedanken Sie sich bei sich selbst für Ihr Leben, das Sie sich selbst erschaffen haben – ein Leben voller Liebe und wundervoller Beziehungen.

Jetzt reisen Sie zurück in die Gegenwart. Dort angekommen, nehmen Sie Ihren Körper wahr. Fühlen Sie, wie Sie dort auf Ihrem Stuhl sitzen oder auf dem Sofa liegen. Konzentrieren Sie sich auf Ihren Atem, wie er kommt und wieder geht. Machen Sie erneut drei tiefe Atemzüge, und kommen Sie ganz in Ihrem Tagesbewusstsein an. Öffnen Sie nach der für Sie richtigen Zeit Ihre Augen. Kommen Sie ganz im Hier und Jetzt an. Nehmen Sie sich dann Ihren Zettel und notieren Sie sich, was es zu notieren gibt.

Genießen Sie den Augenblick und die kommende Zeit. Wahrscheinlich haben Sie bereits während der Übung vieles gespürt. Warten Sie ab, was sich verändern darf.

3.6 Die Beziehung zum Partner

»In der Hoffnung, vom anderen geliebt zu werden,
verdorrt die zarte Knospe der Liebe zu sich selbst.«

Was bedeutet »Partnerschaft« für Sie? Welche Erwartungen haben Sie daran bzw. an Ihren Lebensgefährten? »Wie bitte?«, mögen Sie jetzt fragen, »Ich soll doch keine Erwartungen haben!« Ja, das stimmt, es wäre optimal, wenn Sie sich von allen Erwartungen frei machen könnten. Doch, Hand aufs Herz, sind da nicht ein paar Erwartungen bei Ihnen? Wie soll er sein, der Partner? Und was ist Ihnen im Rahmen einer Beziehung generell wichtig? Geht es Ihnen in erster Linie darum, jemanden an Ihrer Seite zu haben, um geliebt zu werden? Also darum, etwas zu »bekommen«, was Ihnen fehlt? Oder wollen Sie Liebe verschenken?

Werden Sie sich über Ihre Antworten auf diese Fragen bewusst, um herauszufinden, welche Ansprüche Sie an eine Partnerschaft haben. Kann Ihr Lebensgefährte diese erfüllen?

Ganz häufig haben wir Wünsche an die Person an unserer Seite, die wir uns selbst erfüllen sollten. Und schon landen wir wieder beim Herzstück der Beziehung – bei uns!

3.7 Die Paraderolle des Partners in Ihrem Theater des Lebens

> *»Die Beziehung zum Partner ist der Spiegel,*
> *in dem wir uns selbst erblicken.«*

Soll Ihr Partner ganz liebevoll sein? Dann stellen Sie sich die Frage, wie liebevoll Sie zu sich selbst sind. Soll er endlich mal seinen Hintern hoch bekommen und das Leben in die eigene Hand nehmen? Dann fragen Sie sich, wo Sie selbst nicht in Gang kommen. Sind Sie der Meinung, dass er Ihnen nicht genügend Aufmerksamkeit schenkt? Dann fragen Sie sich, wo Sie sich selbst kaum Beachtung schenken. Ihr Partner erfüllt in der Beziehung neben den Aufgaben, die Sie bewusst wahrnehmen, auch Aufgaben, die sie nicht bewusst wahrnehmen.

- Er ist Projektionsfläche für das, was Sie nicht wollen.
- Er ist Ihnen ein Spiegel für das, was Sie an sich selbst nicht sehen können.
- Er zeigt Ihnen Ihre tiefsten Schattenseiten auf.

Diese Aussagen werden Ihrem wohlbehütenden Ego sicher nicht gefallen, doch ist Ihr Partner – neben Ihren Kindern – die beste Möglichkeit, sich selbst zu erkennen.

Die Projektion

Kennen Sie noch die Frage aus Ihrer Kindheit: »Wenn du mit dem Finger auf jemanden zeigst, wie viele Finger zeigen dann auf Dich zurück?« Genau darum geht es: Wenn Sie an Ihrem Partner etwas nicht mögen, dann projizieren Sie etwas, was Sie an sich nicht mögen, unbewusst auf ihn. Ich weiß, Ihr Ego sagt Ihnen jetzt, dass dies überhaupt nicht sein kann. Natürlich nicht, denn Sie wollen es ja an sich auch nicht sehen. Daher brauchen Sie Ihren Lebensgefährten, um es an ihm sehen zu können.

Bei allen Urteilen, die Sie gegenüber Ihrem Partner fällen, können Sie sich stets folgende Frage stellen: »Was hat das mit mir zu tun?« Wenn Sie diesbezüglich sich selbst gegenüber ehrlich sind, werden Sie feststellen, dass es ein Teil von Ihnen ist, den Sie in der anderen Person erkennen. Stellen Sie sich einmal vor, wie es wäre, wenn Sie dann sagen könnten: »Okay, so bin ich auch.« Das ist das große Ziel, dass Sie sich selbst so annehmen, wie Sie sind. Sie können sich darüber ärgern, dass Sie so sind, oder es bleiben lassen. Fakt ist: Sie sind so! Doch jetzt, wo Sie das an sich erkennen, können Sie es auch verändern. Vorher haben Sie es ja nur in Ihrem Lebensgefährten gesehen.

Selbstverständlich gilt all das nicht nur bei Ihrem Partner, sondern auch bei anderen Menschen. Je mehr Sie lernen, Urteile und Bewertungen aus Ihrem Leben herauszulassen, umso freier werden Sie – sich selbst und anderen gegenüber. Stellen Sie sich einmal vor, Sie könnten alle Menschen einfach so lassen, wie sie sind. Wie einfach und leicht wäre dann das Leben – pure Freude! Auch das ist eine Weisheit des Quantenbewusstseins: Bleiben die Urteile aus, so findet Ihre Schwingung und die des anderen keine negative Resonanz mehr.

Der Spiegel

Das Spiegelgesetz geht noch einen Schritt weiter. Ihr Partner spiegelt Ihnen auch ein Verhalten wider, das Sie an sich selbst nicht sehen können, weil es noch in Ihrem Unterbewusstsein schlummert. Somit zeigt Ihnen Ihr Lebensgefährte auch ein paar neue Seiten Ihrer eigenen Person auf. Nicht schön und dennoch wahr. Eigentlich müssten Sie, statt ihren Partner zu verurteilen, Ihm dafür dankbar sein, dass er sich Ihnen als Spiegel zur Verfügung stellt.

Woran liegt es, dass Sie sich in Ihrem Gegenüber spiegeln? In der Biologie sprechen wir von sogenannten Spiegelneuronen, welche wir in uns tragen. Diese sorgen dafür, dass wir uns beispielsweise in andere Menschen einfühlen können. Wir fühlen das, was andere fühlen. Und gleichermaßen sorgen die Spiegelneuronen dafür, dass wir in der anderen Person Aspekte unserer Selbst erkennen.[35]

Damit fällt auch die Frage nach der Schuld weg. Denn wenn Ihr Partner lediglich die Projektionsfläche oder der Spiegel für Sie ist, dann ist er auch nicht an irgendetwas schuld. An diesem Punkt möchte ich noch

35 Mehr zum Thema »Spiegelneuronen« im Buch von Joachim Bauer *Warum ich fühle, was Du fühlst,* Heyne Verlag 2006

einmal einen Wink mit dem Zaunpfahl geben: Das Prinzip der Selbstverantwortung ist eines der wichtigsten im Quantenbewusstsein. Niemand anderes ist an irgendetwas schuld, wenn Sie die volle Verantwortung für Ihr Leben übernehmen. Genauso wenig sind Sie selbst schuld an irgendwelchen Dingen, die bei anderen passieren, es sei denn, Sie bewirken es mutwillig. Ändern Sie also Ihre Sichtweise, dann stellt sich die Frage nach der Schuld nicht mehr.

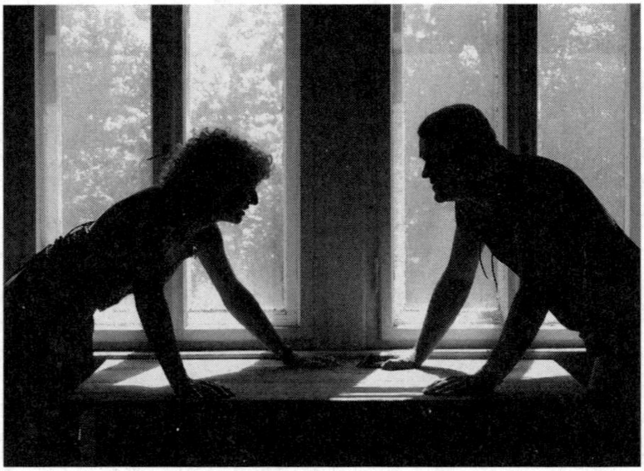

Die Frage nach der Schuld entfällt, wenn wir erkennen, dass unser Partner lediglich Projektionsfläche oder Spiegel ist.

Wenn also Ihr Lebensgefährte Ihre »Knöpfe« drückt, dann kann dies nur dann geschehen, wenn sein Verhalten bei Ihnen auf Resonanz stößt. Und wenn eine Resonanz vorhanden ist, muss es irgendetwas mit Ihnen zu tun haben, sonst würde es nicht resonieren. In der Quantenmechanik treten zwei Teilchen nur dann in Resonanz miteinander, wenn Sie in enger Verbindung zueinander stehen. Vielleicht erinnert Sie das Verhalten Ihres Partners, die Art, wie er einen Satz ausspricht oder eine bestimmte Mimik aufsetzt, unbewusst an ein Familienmitglied, z. B. an Ihren Vater, Ihre

Mutter oder Ihren Onkel. Dann nutzen Sie diese Gelegenheit, und finden Sie heraus, was genau es ist, was Sie auf die Palme bringt. Seien Sie neugierig, und trampeln Sie nicht auf Ihrem Gegenüber herum. Rechtfertigen Sie sich auch nicht für Dinge, die keiner Rechtfertigung bedürfen.

Führen Sie an dieser Stelle folgende Übung durch:

Stop – Challenge – Choose[36]

Sowie Sie feststellen, dass Ihr Partner einen Ihrer »Knöpfe« drückt, halten Sie einen Moment inne, und treten Sie anschließend – tatsächlich oder in Gedanken – einen Schritt zurück. Dadurch steigen Sie aus der Emotion aus. Atmen Sie mehrere Male bewusst durch das Herz ein und durch Ihren Solarplexus wieder aus. Sie werden automatisch ruhiger. Ihr Fokus verändert sich. Gehen Sie dann aktiv in das Quellbewusstsein, die »Lücke« zwischen den Gedanken. Dann fühlen Sie in sich hinein: Auf welche Verletzung trifft das Verhalten oder die Aussage Ihres Gegenübers gerade? Erforschen Sie sich. Wie würden Sie im Normalfall in diesem Moment reagieren? Und warum? Mit welchem Ziel bzw. für welchen Effekt? Entscheiden Sie sich jetzt neu, und reagieren Sie anders als gewohnt. Überraschen Sie Ihren Lebensgefährten mit dieser neuen Reaktion, und nutzen Sie anschließend die Möglichkeit, mit Ihrem Partner über Ihren »Knopf« zu reden. So lernen Sie sich beide näher kennen und besser verstehen.

Wenn Sie diese Übung immer wieder anwenden, dann werden Sie irgendwann zu einem Experten Ihres Selbst und freuen sich darüber, die gedrückten »Knöpfe« zum Leuchten zu bringen. Spätestens in diesem Moment verlieren die negativen Emotionen an Kraft und verändern sich dauerhaft.

36 Innehalten – Hinterfragen – Entscheiden

Stop-Challenge-Choose

Innehalten – Hinterfragen – Entscheiden

↓

**Die Entscheidung liegt bei Ihnen.
Entscheiden Sie selbst,
wie Sie Ihren Gefühlszustand managen
und steuern Sie so Ihre Ergebnisse.**

Dem gewohnten Verhalten entgegenwirken

Die Schattenseiten

Wenn Ihr Partner Ihnen eine Ihrer Schattenseiten aufzeigt, erweist er Ihnen damit einen ganz besonderen Liebesdienst. Natürlich wird das eine der Seiten an Ihnen sein, welche Sie nur sehr schwer annehmen können. Der eigene Schatten bzw. die dunkle Seite in Ihnen sind abgespaltene Aspekte Ihres Ich. Hierzu möchte ich Ihnen eine kurze Geschichte erzählen.

Vor zwei Jahren entschloss sich meine damalige Partnerin aufgrund unserer festgefahrenen Beziehung, zu einer Therapeutin zu gehen. Und weil eine Beziehung immer mit beiden Seiten zu tun hat, schlug die Therapeutin ihr vor, mich mitzubringen. Anfänglich erfand ich Ausreden, doch später dachte ich mir: »Gut, dann gehe ich eben mit«, ohne mir Gedanken darüber zu machen, worauf ich mich einlassen würde. So befand ich mich auf einmal mitten in einer intensiven Therapiesitzung, obwohl ich früher immer gedacht hatte, dass »so etwas« nur andere bräuchten. Wenn ich heute zurückschaue, bin ich sehr froh, dass ich damals diese Sitzungen besuchte.

Die Therapeutin war äußerst aufmerksam und in der Lage, Dinge zu erkennen, die sehr subtil sind. Ich erzählte über verschiedene Situationen. Auf einmal ertappte sie mich dabei, dass ich mit einem süffisanten Lächeln von etwas erzählte, was ziemlich gemein war. Hätte mir das jemand anderes erzählt, so hätte ich demjenigen niemals abgenommen, dass ich so begeistert über Gemeinheiten sprechen konnte. Sie jedoch deckte es direkt auf, und ich durfte mir quasi live ansehen, was ich gerade getan hatte. Meine unbewusste Rolle, in der ich mich mein Leben lang befand, war die des lieben, netten Menschen von nebenan. Niemals hätte ich dem zugestimmt, dass ich auch gemein sein könnte. Warum? Ganz einfach, es hätte meine Rolle infrage gestellt.

Meine Therapeutin deckte somit eine dunkle Seite an mir auf, die ich gut und sicher versteckt hielt und die nur dann zum Vorschein kam, wenn es kaum auffiel. Sehr subtil verletzte ich in solchen Momenten andere Personen. Rückblickend fielen mir noch einige weitere gemeine Verhaltenszüge an mir auf. Heute weiß ich, dass es meine Art und Weise war, meinen ganzen Frust, den ich mir mein Leben lang angesammelt hatte, herauszulassen. Aufgrund meines Harmoniebedürfnisses ließ ich meiner Wut nie freien Lauf. Nachdem ich verstanden hatte, weshalb ich diese Dinge tat, lernte ich, meine Schattenseite anzunehmen. In der Folge verblasste diese Seite an mir.

In meiner aktuellen Partnerbeziehung, die jetzt eineinhalb Jahre andauert, habe ich meine Schattenseite ein einziges Mal gezeigt – mit dem Resultat, dass meine Frau verständlicherweise sehr verletzt war. Brauche ich das? Damals offensichtlich schon, heute nicht mehr. Allerdings stehe ich zu meiner Schattenseite und weiß, dass sie ein Teil in mir ist, den es auch gibt. Dadurch findet dieser Teil immer mehr Frieden und ist seither auch nicht mehr aufgetaucht. Ausschlaggebend dafür ist jedoch nicht nur das Annehmen dieser Schattenseite, sondern auch, dass ich sehr ehrlich mit mir war und dass meine Frau und ich in der Lage waren, sehr ehrlich miteinander umzugehen. Erneut zeigt sich, wie wichtig die tiefe Ehrlichkeit mit sich und dem Partner ist.

Schattenseiten sind also Aspekte in uns, die wir, weil wir sie als sehr schlimm empfinden, gut und sicher – und mit einem rosa Bändchen umwickelt – in uns vergraben haben. Aus diesem Grund fällt es uns auch äußerst schwer, diese zu erkennen. In unserem Partner erkennen wir sie jedoch. Wie funktioniert das? Stellen Sie sich hierzu folgende Frage:

Was ist das, was Sie an Ihrem Partner (Ihren Eltern, Ihrem Kind, Ihrem Chef usw.) am meisten verabscheuen?

Gehe ich recht in der Annahme, dass Sie sofort eine Antwort parat haben? Herzlichen Glückwunsch, hier ist eine Ihrer dunklen Seiten. Sie wollen das nicht wahr haben? Das kann ich gut verstehen, und doch ist es die Wahrheit. Jetzt gibt es zwei Möglichkeiten: Erstens, Sie streiten es weiterhin ab und weisen es von sich. Was passiert? Die Energie folgt der Aufmerksamkeit, und so sucht sich diese dunkle Seite weitere Momente, wo sie sich ausleben kann. Zweitens, sie beschäftigen sich mit dieser Seite so lange, bis Sie sie verstehen und liebevoll als einen Teil von sich annehmen können. Damit befrieden Sie diesen Aspekt mit der Zeit, und er benötigt keine Aufmerksamkeit mehr.

Weitere Aspekte des Schattens sind Verzerrungen. Haben wir als Kind viele Gebote oder Verbote auferlegt bekommen, mussten wir uns z. B. ständig benehmen (»Kind, sitz gerade am Tisch«, »Iss mit Messer und Gabel«, »Iss langsam«, »Lass das« usw.), dann bauen wir uns eine künstliche Welt der guten Manieren auf. Wir lernen jedoch nicht, was wirkliche Güte und Hilfsbereitschaft bedeutet. Später taucht natürliches Verhalten in verzerrter Form auf, z. B. als Gier, Triebhaftigkeit, Überkorrektheit oder überschwänglicher Höflichkeit. Die Extremform ist das Borderline-Syndrom, in der eine Person zwei Leben lebt, das Leben des normalen und das des abgespaltenen Teils.

Lernen wir als Kleinkind, dass Nacktheit nicht gut ist, verurteilen wir später Situationen, die damit in Verbindung stehen (z. B. FKK) und erklären es zur Sünde. Werden wir als Kind beim Onanieren erwischt und erhalten eine harte Rüge hierfür, wird auch dies zur Sünde. Viel schlimmer noch: Später haben wir häufig infolgedessen ein gestörtes Verhältnis zu unserem Körper und zur Sexualität.

Ein Schatten kann auch eine Verknüpfung einer an sich guten Tat mit einer schlimmen Situation sein. Haben wir z. B. als Kleinkind ausgelassen gespielt und vor Freude gegrölt, während die Oma zur gleichen Zeit krank im Bett lag, und bekamen dann von den Eltern einen Satz wie »Wenn du so laut bist beim Spielen, bleibt die Oma krank« zu hören, so prägt dies das Kind. In diesem frühen Stadium glaubt dann ein Kind, dass es, wenn es laut spielt, andere krank mache. Verstirbt die Oma kurz darauf, so kann es gut sein, dass sich das Kind hierfür verantwortlich fühlt. Es hat noch kein Bewusstsein für eine Trennung der Situation von seinem Verhalten. Später verurteilt es dann alle lauten Kinder, ohne zu wissen, weshalb, und wird vermutlich selbst eher eine leise und zurückhaltende Person sein. Ausgelassenheit ist tabu und Freude nur dann erlaubt, wenn es auch anderen Menschen gut geht. Die Muster, die wir uns in unserer Kindheit angeeignet haben, finden später die unterschiedlichsten Ausprägungen. Sie sind häufig so verzwickt, dass sie eine sehr genaue Betrachtung benötigen. In so einem Fall braucht es einen Menschen, der sich mit Schattenaspekten sehr gut auskennt.

Die eigenen Schatten zu erkennen und in Liebe anzunehmen, ist für die meisten Menschen eine große Herausforderung. Es sind ja genau die Aspekte, die wir beim Partner oder bei anderen Personen stark verurteilen. Wenn Sie jedoch über die Frage »Was ist das, was ich an meinem Partner (meinen Eltern, meinem Kind, meinem Chef usw.) am meisten verabscheue?« herausbekommen haben, was eine oder mehrere Ihrer Schattenseiten sind und woher diese stammen, so können Sie die folgende Übung nutzen, welche Ihnen das Annehmen der Schatten erleichtert.

Den eigenen Schatten in Liebe annehmen

Suchen Sie sich einen ruhigen Platz, und setzen Sie sich auf einen Stuhl oder legen Sie sich hin. Richten Sie Ihre volle Aufmerksamkeit auf das Energiezentrum Ihres Herzens, das sich in der Mitte Ihres Brustkorbs befindet.[37] Legen Sie Ihre linke Hand zur Unterstützung auf diesen Punkt, die andere Hand auf eine andere Körperstelle, die Ihnen gerade in den Sinn kommt. Sprechen Sie innerlich folgenden Satz aus: »Ich nehme meine Schattenseiten in Liebe an«, und gehen Sie dann ins Quellbewusstsein. Verweilen Sie dort für mindestens 30 Sekunden, und genießen Sie diesen Moment. Lösen Sie dann die Handpositionen, und kommen Sie in Ihr Tagesbewusstsein zurück. Wiederholen Sie die Übung so häufig, wie sie mögen. Mit der Zeit können Sie die Hände weglassen. Sie dienen zu Beginn lediglich als Unterstützung.

37 Viele kennen diese Stelle auch als das Herzchakra.

Wenn Sie also bereit sind, Ihre Schattenseiten liebevoll anzunehmen, holen Sie den einst abgespaltenen Teil von Ihnen in Ihr Leben zurück und werden wieder ganz. Das Schöne daran ist, dass darin eine immens große Kraft liegt, die Sie in Ihrem Selbst sehr bestärken wird.[38]

3.8 Befreiung von Ängsten und Überzeugungen

»Verändere deine Überzeugungen, und du veränderst dein Leben.«

In Kapitel 2.6 bin ich auf das Thema »Ängste« ausführlich eingegangen. Daher möchte ich es hier nur am Rande erwähnen. Welche Ängste haben Sie in Bezug auf Ihre Partnerbeziehung? Schauen Sie sich Ihre Ängste ganz genau an. Welche versteckte Überzeugung könnte dahinter stehen? Wenn Sie beispielsweise die Angst haben, dass Ihr Partner Sie nicht wirklich liebe, kann es vielleicht sein, dass Sie eine unbewusste Überzeugung haben, die lautet: »Ich bin es nicht wert, geliebt zu werden.« Haben Sie Angst davor, dass Ihr Partner Sie verlassen könnte? Haben Sie dies schon des Öfteren erlebt und sind deswegen äußerst eifersüchtig? Kann es sein, dass dahinter eine versteckte Überzeugung liegt mit dem Glaubenssatz: »Ich bin nicht liebenswert, daher verlassen mich die Menschen«?

Denken Sie an das Lebensmodell aus Kapitel 2.4. Eine Überzeugung, ob bewusst oder unbewusst, sorgt dafür, dass in Ihrem Leben genau das geschieht, immer und immer wieder. Und das so lange, bis Sie die Überzeugung verändern. Erforschen Sie die Überzeugungen hinter Ihren

38 Es gibt bisher nur wenig Literatur zur Arbeit mit dem eigenen Schatten. Ein Buch, das mir sehr geholfen hat, stammt von Debbie Ford und heißt *Die dunkle Seite der Lichtjäger*, Goldmann Verlag 1999.

Beziehungsängsten. Lernen Sie sich wiederum ein Stück näher kennen. Vielleicht finden Sie sogar heraus, woher diese Überzeugung stammt. Wahrscheinlich landen Sie wieder in Ihrer frühen Kindheit.

Haben Sie Ihre Überzeugungen herausgefunden, und haben Sie verstanden, wie diese Ihr Leben beeinflussen, können Sie darangehen, diese Überzeugungen zu verändern. Nutzen Sie dafür die Übungen aus Kapitel 2.4. Dadurch dürften auch Ihre Beziehungsängste weniger werden. Sollte das nicht der Fall sein, wenden Sie die Übung »Sich von Ängsten befreien« aus Kapitel 2.5 an.

3.9 Auf der Suche nach dem Traumpartner

»Ein Leben lang sind wir auf der Suche nach unserem Traumpartner.
In all der Zeit ist er uns Hunderte von Malen begegnet,
ohne dass wir ihn erkannten.«

Ich zerstöre nur ungern Träume, doch für viele wird die Suche nach dem Traumpartner wohl eine ewige Suche bleiben. Das liegt im Allgemeinen daran, dass wir einen enorm hohen Anspruch an unseren Traumpartner haben. Diesem Anspruch wird wahrscheinlich kaum jemand gerecht werden können. Es gibt Menschen, die tatsächlich ihr Leben lang auf ihren Prinzen oder ihr Supermodel warten und sich darum in immer neuen nicht zufriedenstellenden Beziehungen wiederfinden. Das Paradoxe daran ist auch, dass Sie durch Ihren hohen Anspruch wohl schon sehr häufig am Traumpartner vorbeigelaufen sind. Doch lag Ihr Fokus so klar auf dem Idealtyp, dass Sie mit Scheuklappen durchs Leben liefen.

Beispielsweise war meine Traumpartnerin vom Schönheitsideal her Brasilianerin. Das währte so lange, bis ich tatsächlich mehrere Brasilianerinnen kennengelernt hatte. Das Schönheitsideal wurde erfüllt, doch der Charakter war überhaupt nicht derjenige, den ich mir erwünscht hatte. Es mag sein, dass es eine Brasilianerin gibt, die auch genau meinem Idealcharakter entspricht, doch was glauben Sie, wie hoch ist die Chance, dass ich genau diese kennenlerne? Vor allem hier in Deutschland?

Heute erkenne ich in meiner Frau meine Traumpartnerin. Sie ist keine Brasilianerin, doch bietet sie mir alles, was ich mir wünsche. Das war jedoch nur dadurch möglich, dass ich mich von meinem Idealbild verabschiedete. Ich ließ es los und hörte auf zu suchen. Damit schloss ich eine Tür und öffnete eine neue. Dahinter verbarg sich etwas viel Schöneres. Doch das erkannte ich erst, nachdem ich die neue Tür auftun konnte.

Loslassen bedeutet, eine Tür hinter sich zuzumachen, damit sich neue öffnen dürfen.

Ein Geheimnis möchte ich Ihnen an dieser Stelle noch verraten. Hätte Ihr Traumpartner überhaupt eine Chance in Ihr Leben zu treten, wenn es ihn tatsächlich gäbe? Machen Sie einen Test. Stellen Sie sich vor den Spiegel und fragen Sie sich, wie schön und ideal Sie sich finden. Können Sie von ganzem Herzen her sagen, dass Sie ein Traumtyp wären? Sicher erkennen Sie das Geheimnis gerade selbst. Wenn Sie nicht das Gefühl haben, dass Sie der ideale Typ sind, wie soll der Prinz oder die Prinzessin Sie jemals finden? Erst wenn Sie sich so, wie Sie sind, ganz annehmen und wirklich lieben können, senden Sie auf der richtigen Schwingungsfrequenz für den Mann oder die Frau Ihrer Träume.

Vielleicht sind Sie ja längst in der Beziehung mit Ihrem Traumpartner, ohne dass Sie es bisher wussten. Wenn Sie all die Urteile, die Sie über Ihren jetzigen Lebensgefährten haben, hinter sich lassen und ihn so, wie er ist, lassen können und nicht an ihm herumfeilen wollen, dann steckt in ihm das Potenzial eines Traumpartners. Ist das nicht fantastisch? Sie müssen gar nicht in die Welt hinauslaufen und sich auf die Suche begeben. Er ist längst da. Denn hinter all dem, was Sie an ihm nicht mögen, steckt der schönste und idealste Mensch, den es gibt. Warum sonst hätten Sie sich seinerzeit für ihn entschieden? Weil Sie zu betrunken waren oder Ihre Brille nicht geputzt hatten? Wohl kaum. Erkennen Sie den Menschen in ihm wieder, den Sie ursprünglich einmal in ihm gesehen haben. Fangen Sie an, sich auszusprechen: ehrlich, ohne Vorwürfe und Urteile. Reden Sie über Ihre Gefühle in der Beziehung und fangen Sie bei sich selbst an aufzuräumen. Es mag sein, dass der andere nicht gleich mitzieht. Manchmal braucht es eine Weile, bis auch der Partner aufwacht. Doch wenn Sie erkennen, dass Ihr Lebensgefährte nur Ihre Projektionsfläche ist, Ihr Spiegel oder derjenige, in dem Sie Ihre Schattenseiten sehen; wenn Sie all das bei sich lassen können, dann ist er immer noch derjenige, der er zu Beginn Ihrer Beziehung war. Und er ist sogar noch großartiger als damals, weil er Ihnen als Reibungsfläche dient. Die Verliebtheitsphase währt nur einen Moment, egal, wie lange dieser andauert. Eine Traumbeziehung ist die, in der Sie beide wachsen, indem Sie sich gegenseitig die »Knöpfe« drücken bzw. auf dem »Klavier« des anderen herumspielen. Denn nur so kann das »Klavier« gestimmt werden. Doch solch eine Beziehung braucht ganz viel Offenheit und Ehrlichkeit, sich selbst und dem anderen gegenüber – Achtsamkeit und Kommunikation.

Zum Abschluss möchte ich Ihnen eine Übung vorstellen, die ein Grundstein für genau diese Traumbeziehung sein kann.[39]

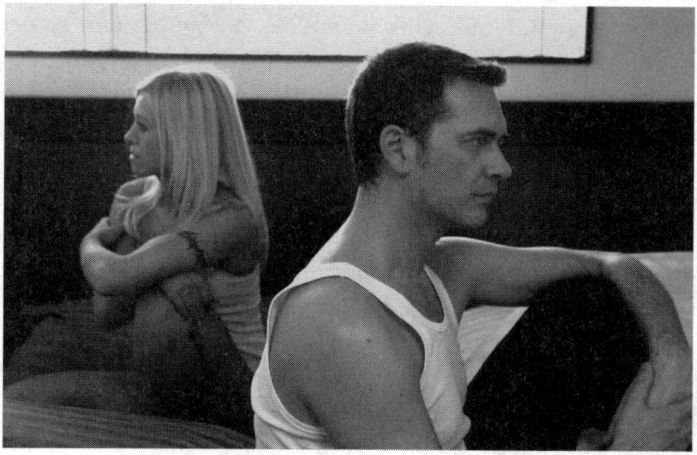

Die 10-Minuten-Übung, damit dies nicht mehr zu passieren braucht.

Zehn Minuten für eine ehrliche Beziehung

Treffen Sie mit Ihrem Partner eine Vereinbarung. Alles, was Sie ihm gleich mitteilen, ist lediglich dazu da, Ihre Gefühle auszudrücken. Alles darf gesagt werden und wird nicht im Nachhinein gegen Sie verwendet. Diese Vereinbarung ist wichtig. Denn nur so ist eine wirklich ehrliche Kommunikation möglich.

Setzen Sie sich Ihrem Lebensgefährten gegenüber. Jeder von Ihnen hat jetzt zehn Minuten Zeit, über seine Gefühle zu sprechen, darüber, wie es ihm gerade in der Beziehung geht. Der andere hört

39 Ich danke meiner ehemaligen Partnerin dafür, dass sie mir diese Übung in unserer damaligen Beziehung gezeigt hat. Sie hat es mir ermöglicht, meine tiefen Gefühle und Ängste auszudrücken.

schweigend zu. Wichtig für den Redenden ist, bei sich zu bleiben und nur über die eigenen Gefühle zu sprechen. Jeder Vorwurf, jedes Urteil oder jede Bewertung wirkt kontraproduktiv. Sprechen Sie lediglich über sich. Natürlich können Sie von Situationen sprechen, die aus Ihrer Sicht nicht in Ordnung waren. Doch erzählen Sie dann davon, was diese mit Ihnen gemacht haben, und nicht, was der andere Schlimmes getan hat. Z. B. »Mir scheint, du hast unseren Jahrestag vergessen. Dadurch fühle ich mich verletzt, weil mir dieser Tag sehr wichtig ist«, oder: »Ich fühle mich in unserer Beziehung emotional unterversorgt. Wir kuscheln nur wenig miteinander und haben aus meiner Sicht heraus nur Sex. Für mich sind jedoch auch die Zärtlichkeiten wichtig, das Beieinanderliegen und Liebkosen. Ich wünsche mir …« Sie müssen Ihren Partner dabei nicht anschauen. Mir hat es beim ersten Mal sehr geholfen nach unten zu schauen, weil ich so auch besser auf meine Gefühlsebene gekommen bin. Nach zehn Minuten tauschen Sie die Rollen.

Halten Sie sich unbedingt an das Limit der zehn Minuten. Über- und unterschreiten Sie es nicht. Wenn Sie bereits nach fünf Minuten fertig sind, gehen Sie in sich. Warten Sie ab, was noch kommen möchte. Manchmal braucht es seine Zeit, bis Aspekte ans Tageslicht treten, die vorher im Verborgenen lagen oder die Sie aus Angst vor einem Bumerang nicht angesprochen hätten.

Je häufiger Sie diese Übung durchführen und dabei insbesondere Ihre Vereinbarung einhalten, desto mehr werden Sie über sich und den anderen erfahren. Steigern Sie die Sprechzeit nach einer Weile auf 15 Minuten. Oftmals sprechen wir Aspekte in der Beziehung nicht an, z. B. aus Frust oder aus Angst vor dem Bumerang, Weil der andere sofort kontern oder sich rechtfertigen könnte. Doch vielen Beziehungen hat diese Übung bereits zur Heilung verholfen. Vor allem lernen Sie dadurch, in Ihrer Beziehung wirklich ehrlich zu werden und bei sich zu bleiben.

3.10 Die Beziehung zu den Eltern

> *»Denke immer daran:*
> *Du hast dir deine Eltern ausgesucht!«*

Ihre Eltern sind diejenigen Personen, die Ihr Leben am entscheidendsten geprägt haben. Wie in Kapitel 2 bereits beschrieben, sind Kinder bis zum Alter von sechs Jahren nicht in der Lage, bewusst zu reagieren, weil ihr Gehirn noch nicht dazu in der Lage ist, Bewusstsein aufzubauen. Somit nimmt das Kind alles unbewusst auf. Alles, was Mama oder Papa sagen, was sie tun und wie sie reagieren, sieht das Kind als richtig und wahr an. Was uns unsere Eltern über uns sagen, das werden wir. In den ersten Tagen und Wochen nach der Geburt fixiert das Baby lediglich die Augen und das Gesicht der Eltern. Strahlen die Augen, und lachen Mama und Papa, so nimmt das Kind dieses Gesicht als Referenz dafür, dass alles gut ist. Später setzt das Kind alles, was es tut, in Referenz zu diesem Gesichtsausdruck. So lernt es sehr schnell, was gut und was nicht gut ist, auch ohne dass die Eltern irgendetwas sagen. Sind sie immer für das Kind da, fühlt es sich geliebt und angenommen. Wird es dagegen nach der Geburt von der Mutter getrennt, weil es vielleicht eine Frühgeburt ist oder weil es Komplikationen bei der Geburt gegeben hat, fehlt dem Kind die notwendige Liebe und Nähe, die es zuvor neun Monate im Bauch erfahren hat. Diese fehlende Nähe wird es später als Erwachsener immer kompensieren wollen und sich unbewusst wahrscheinlich Partner wählen, die ebenfalls nur wenig Nähe bieten. Ein Paradoxon wie so viele in unserem Leben.

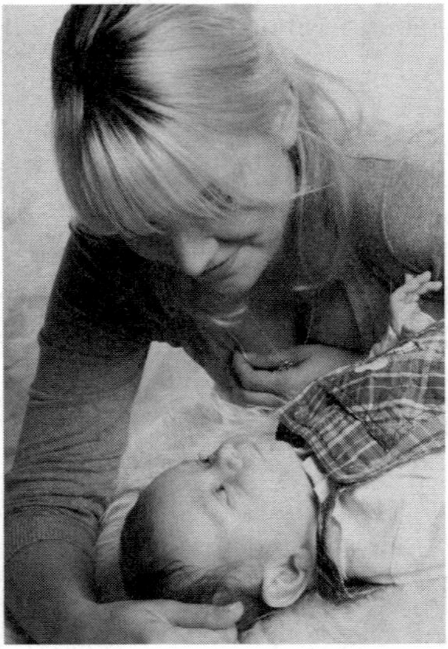

Das Baby fixiert den Blick der Mama.

Die Eltern sind für das Baby die Referenz für alles, was gut ist. Somit versuchen sie, alles nachzuahmen, was Mama oder Papa tun, weil sie es für »richtig« halten. In dieser frühen Form übernimmt das Baby bereits die Verhaltensmuster der Eltern. Dies ist einer der Gründe dafür, weshalb wir als Erwachsene oftmals so sind wie unsere Mutter bzw. unser Vater, selbst wenn wir das nicht wahrhaben wollen. Und es ist ein weiterer Grund dafür, warum wir uns oftmals unbewusst Partner suchen, die ähnlich sind wie unsere Eltern. Ich weiß, auch das wollen Sie wahrscheinlich nicht wahrhaben. Doch haben Sie nicht selbst manchmal gedacht: »Jetzt ist er schon genauso wie meine Mutter/mein Vater«? Das ist völlig normal, denn wir haben ja gelernt, dass das Verhalten von Mama und Papa das beste der Welt ist. Also wünschen wir uns dieses auch – natürlich unbewusst – von unserem Lebensgefährten.

Die Aspekte der Eltern in sich erkennen

Legen Sie sich Papier und Stift bereit. Erforschen Sie sich. Welches Verhalten, das Sie an den Tag legen, kennen Sie von Ihren Eltern? Welche Überzeugungen, Einstellungen und Werte sind diejenigen, die Sie auch heute noch von ihnen hören bzw. damals gehört haben? Horchen Sie genau in sich hinein, und schreiben Sie jeweils auf, was sie entdeckt haben. Sie werden feststellen, dass die Liste ziemlich lang wird.

Forschen Sie weiter, und stellen Sie fest, welche Aspekte Sie leben, die Ihre Eltern sich damals von Ihnen gewünscht haben, weil sie es selbst nicht leben konnten. Vielleicht ist es Ihre Korrektheit, Ihr Streben nach Perfektion und Karriere, Ihre Hobbys, Ihr ausgeübter Beruf, Ihr Kleidungsstil usw. Nicht gelebte Wünsche übertragen Eltern häufig unbewusst auf ihre Kinder. Schreiben Sie all diese Aspekte mit auf Ihre Liste.

Sie werden diese Liste für die nächste Übung brauchen.

Schauen Sie sich Ihre Liste noch einmal genau an. All das sind Aspekte, die nicht die Ihren sind. Jetzt ist es an der Zeit, dass Sie diese Aspekte wieder dorthin zurückgeben, wo sie hingehören: zu Ihren Eltern. Sind Sie bereit dafür? Dann lassen Sie sich auf die nun kommende, sehr intensive Meditation ein. Sie ist dazu da, reinen Tisch zu machen und einen Energieausgleich herzustellen. Sie werden Ihren Eltern alles zurückgeben, was zu ihnen gehört. Weiterhin können Sie ihnen alles erzählen, was Sie ihnen schon immer erzählen wollten, sich aber noch nie zu sagen getraut haben – aus welchem Grund auch immer. Machen Sie reinen Tisch, und sprechen Sie aus, was es zu erzählen gibt. Doch seien Sie auch bereit, das Gleiche von Ihren Eltern zu empfangen, denn für beide Seiten gilt es aufzuräumen. Sie werden feststellen, dass, obwohl Sie all das nur in Ihrer Vorstellung durchführen, sich in Ihrer Beziehung zu Ihren Eltern einiges verändern wird. Selbst wenn diese bereits gestorben sind. Sprechen Sie diese Übung auf ein Diktiergerät oder auf Band bzw. erwerben Sie sich die entsprechende CD zum Buch, damit sie die Übung optimal nutzen können.[40]

Der Elternprozess

Nehmen Sie sich ca. 30 Minuten Zeit für diese Meditation. Sie sollten wie immer einen ruhigen Platz haben, an dem Sie nicht gestört werden. Nehmen Sie sich noch einmal Ihre Liste aus der vorherigen Übung zur Hand und lesen Sie sich die Aspekte Ihrer Eltern, die Sie in sich erkannt haben, durch. Legen Sie das Blatt dann zur Seite.

Machen Sie es sich so bequem wie möglich. Sitzen Sie auf einem Stuhl, dann stellen Sie Ihre Füße nebeneinander auf den Boden, und achten Sie darauf, dass die Beine nicht gekreuzt sind. So kann das Chi, Ihre Lebensenergie, gleichmäßig fließen. Auch im Liegen sollten Ihre Beine nebeneinander liegen und die Arme entspannt neben dem Körper abgelegt sein. Schließen Sie Ihre Augen, und konzentrieren Sie sich auf Ihren Atem. Nehmen Sie drei tiefe Atemzüge, und spüren Sie, wie Sie mit jedem Einatmen frische Energie aufnehmen und mit jedem Ausatmen verbrauchte Energie ausblasen. Mit jedem Atemzug können Sie wahrnehmen, wie Sie sich mehr und mehr entspannen. Stellen Sie sich nun vor, dass Sie in einem Fahrstuhl stehen und zehn Stockwerke hinabfahren. Mit jedem Stockwerk, das Sie hinter sich lassen, sinken Sie in eine tiefere Entspannung. Unten angekommen, sind Sie ganz ruhig und entspannt. Nehmen Sie sich wahr, wie Sie ganz ruhig und entspannt sind. Genießen Sie diesen Moment der absoluten Stille.

40 Sie erhalten die CDs zum Buch direkt beim Schirner-Verlag, im gut sortierten Buchhandel oder in meinem Shop auf www.siranus.com bzw. www.quantum-energy.de

Machen Sie sich jetzt bereit für eine Reise. Stellen Sie sich vor, wie Sie an einen wundervollen Ort reisen. Dies kann ein Ort sein, den Sie bereits kennen, oder ein Ort, der Ihrer Fantasie entspringt. Dort angekommen, schauen Sie sich ganz genau um: Was sehen Sie, was hören Sie, wie fühlen Sie sich hier? Geht es Ihnen gut? Dann suchen Sie sich dort einen Platz, an dem Sie es sich bequem machen können. Das kann unter einem Baum sein, an einem Strand, wo auch immer. Sorgen Sie dafür, dass Sie auch dort Ruhe haben und mit sich allein sind. Genießen Sie wiederum die Stille. Laden Sie jetzt Ihren Vater zu sich ein, und sehen Sie, wie er aus der Ferne auf Sie zukommt. Er kommt näher und näher. Sie sehen, wie er sich lächelnd nähert. Laden Sie ihn ein, sich vor Sie hinzusetzen. Teilen Sie ihm mit, weshalb er heute bei Ihnen ist. Heute ist der Tag, an dem Sie sich ehrlich aussprechen und verlorene Teile zurückgenommen werden. Sagen Sie ihm weiterhin, dass Sie ihm jetzt einiges erzählen werden. Er wird dasitzen und einfach nur zuhören, ohne Sie zu unterbrechen.

Jetzt ist Ihre Zeit. Teilen Sie Ihrem Vater mit, was Sie ihm zu sagen haben. Teilen Sie ihm alles mit, und lassen Sie nichts aus. Wenn es geht, sagen Sie es ihm in Liebe. Doch dürfen Sie hier auch Ihrer Wut oder Traurigkeit freien Lauf lassen. Lassen Sie die Wut bei sich, soweit Sie es können, denn es ist ja Ihre Wut. Nehmen Sie sich die Zeit, die es braucht. Spüren Sie zum Schluss in sich hinein, ob alles gesagt ist. Danach geben Sie ihm all die Aspekte zurück, die seine sind und die Sie auf Ihrer Liste stehen haben. Legen Sie die Aspekte symbolisch vor ihm ab, damit er sie wieder zurücknehmen kann. Haben Sie alles zurückgegeben? Spüren Sie erneut in sich hinein, ob es noch etwas gibt, was Sie mitteilen oder zurückgeben möchten.

Wenn Sie fertig sind, tauschen Sie die Rollen. Jetzt ist Ihr Vater an der Reihe, sich mitzuteilen. Hören Sie einfach nur zu, und nehmen Sie die Worte in sich auf. Lassen Sie zu, dass auch das kleine Mädchen bzw. der kleine Junge in Ihnen lauscht. Vieles ist vielleicht für Ihr inneres Kind bestimmt. Hören Sie einfach nur zu. Nehmen Sie am Ende die Aspekte in Empfang, welche Ihr Vater Ihnen geben möchte und ursprünglich zu Ihnen gehörten. Nehmen Sie die Aspekte ganz in sich auf, und spüren Sie, wie ein Teil von Ihnen zurückgekommen ist. Heilung darf geschehen. Wenn Ihr Vater alles gesagt hat und Ihnen alles gegeben hat, beenden Sie diese Aussprache mit einem Akt der Vergebung. Legen Sie Ihre Hand auf sein Herz, und sprechen Sie: »Ich vergebe Dir.« Legen Sie dann Ihre Hand auf Ihr Herz, und sprechen Sie: »Ich vergebe mir.« Spüren Sie den Akt der Vergebung. Jetzt führt Ihr Vater das Vergebungsritual durch. Spüren Sie erneut, was in Ihnen passiert, wenn Ihr Vater Ihnen vergibt. Nehmen Sie sich zum Abschluss gegenseitig in den Arm. Vielleicht tun Sie es so, wie Sie es noch nie zuvor in Ihrem Leben getan haben. Spüren Sie die Liebe zwischen sich und Ihrem Vater. Lassen Sie die Liebe fließen und miteinander verschmelzen. Bedanken Sie sich zum Schluss dafür, dass Ihr Vater das mit Ihnen geteilt hat, und verabschieden Sie sich von ihm. Lassen Sie ihn gehen.

Jetzt laden Sie Ihre Mutter zu sich ein und führen dieselbe Übung mit ihr durch. Lassen Sie nichts aus, und beenden Sie die Begegnung mit Ihrer Mutter mit dem Akt der Vergebung. Umarmen Sie sich innig, und bedanken Sie sich bei ihr. Lassen Sie jetzt auch Ihre Mutter gehen. Bleiben Sie noch eine Weile an Ihrem Platz sitzen. Fühlen Sie, was sich verändert hat, wie Sie wieder ganz geworden sind, wie Heilung geschehen durfte. Wenn es gut ist, bereiten Sie sich auf Ihre Rückreise vor. Schauen Sie sich noch einmal um, genießen Sie den Ausblick, und treten Sie die Rückreise mit einem völlig neuen

Lebensgefühl an. Steigen Sie wieder in den Fahrstuhl. Mit jedem Stockwerk kommen Sie mehr und mehr zurück in Ihr alltägliches Bewusstsein. Oben angekommen, steigen Sie aus. Kommen Sie wieder an Ihrem Ort an. Spüren Sie sich, wie Sie auf Ihrem Stuhl sitzen oder auf dem Sofa bzw. Bett liegen. Nehmen Sie sich ganz in der Gegenwart wahr. Spüren Sie Ihre Arme, Ihre Beine, Ihren ganzen Körper. Atmen Sie dreimal tief durch. Nach dem letzten Atemzug sind Sie wieder ganz hier – mit diesem neuen Lebensgefühl, einer neuen Freiheit, dem Ganzsein. Recken und strecken Sie sich. Öffnen Sie die Augen, und bedanken Sie sich bei sich selbst für das, was Sie gerade geleistet haben.

Spüren Sie in sich hinein. Was hat sich verändert? Denken Sie an Ihren Vater, dann an Ihre Mutter. Was hat sich in Ihrem Gefühl zu ihnen verändert? Genießen Sie dieses neue Gefühl. Schreiben Sie auf, was Sie gerade erlebt haben.

Diese Übung können Sie selbstverständlich auch mit Ihren Großeltern oder Geschwistern durchführen. Sie bedeutet in jedem Fall Heilung.

An dieser Stelle möchte ich noch einmal den Akt der Vergebung aufführen. Diese Übung können Sie natürlich ganz unabhängig vom Elternprozess mit jedem Menschen oder auch jedem Tier durchführen, mit dem Sie in einem Konflikt stehen. Egal, wie alt dieser ist. Vergebung wirkt immer und über die Zeit hinaus.

Führen Sie das Ritual der Vergebung unabhängig vom Elternprozess durch, wird dieses noch erweitert:

Vergebung[41]

Stellen Sie sich vor, dass der Mensch oder das Tier, welchem Sie vergeben möchten, direkt vor Ihnen steht. Legen Sie Ihre linke Hand auf das Herz des anderen, und sprechen Sie: »Ich vergebe Dir.« Legen Sie nun Ihre Hand auf Ihr eigenes Herz, und sprechen Sie: »Ich vergebe mir.« Nehmen Sie jetzt Ihre Hand von Ihrem Herz und stellen Sie sich vor, wie Sie die alte Energie des Konflikts in die Hand aufnehmen, indem Sie die Hand zur Faust ballen. Jetzt werfen Sie diese Energie weg und sprechen: »Und ich lasse los.« Indem Sie die alte Energie wegwerfen, lösen Sie sie aus Ihrem Körpersystem. Machen Sie das Ganze jedoch nicht mechanisch, sondern spüren Sie die Vergebung aus Ihrem Herzen heraus. Heilung geschieht.

Die drei Schritte:
1. Ich vergebe Dir,
2. ich vergebe mir,
3. und ich lasse los.

Können Sie sich vorstellen, dass Ihre Eltern Ihnen die größte Liebe geschenkt haben, die sie besitzen? Glauben Sie, dass sie alles getan haben, was in ihrer Macht lag, um Ihnen das zu geben, was Sie für Ihr Leben benötigen? Wenn Sie einmal alle Verletzungen, allen Groll weglassen bzw. beiseiteschieben, dann können Sie vielleicht all das spüren. Oftmals wussten es Ihre Eltern nicht besser und gaben Ihnen das weiter, was sie einst von ihren Eltern gelernt hatten. Vielleicht gelingt es Ihnen jetzt nach dem Elternprozess und der Vergebung ein wenig, die Liebe Ihrer Eltern wahrzunehmen und zu fühlen. Und vielleicht gelingt es Ihnen darüber hinaus, diese Liebe anzuerkennen und anzunehmen. Denken Sie immer daran: Ihre Eltern taten es so, wie sie es konnten – auf ihre Art.

41 Ich danke meiner Frau Sonja für diese sehr berührende Übung. Sie zeigte sie mir vor einigen Monaten.

Ich wünsche Ihnen, dass Sie an einen Punkt kommen, an dem Sie Frieden mit Ihrer Mutter und Ihrem Vater schließen können, und dass die Wunde, die immer bleiben wird, mehr und mehr heilen darf. Ich habe lange gebraucht, um meiner Mutter aus tiefstem Herzen sagen zu können, dass ich sie liebe. Trotz all des Schmerzes und des Grolls, der in mir steckte. Doch können Sie sich vorstellen, was diese drei Wörter für meine Mutter bedeuteten, in jenem Moment? Und dass ich ihr sagen konnte, dass sie alles richtig gemacht hat? So häufig denken Mütter und auch Väter, dass sie in der Erziehung etwas oder sogar alles verkehrt gemacht haben. Welche Last kann von ihnen abfallen, wenn sie aus dem Munde des Kindes hören, dass es in Ordnung gewesen ist. Sie können die geschehenen Dinge nicht verändern, doch Ihre Beziehung und Gefühle dazu können Sie heute ändern.

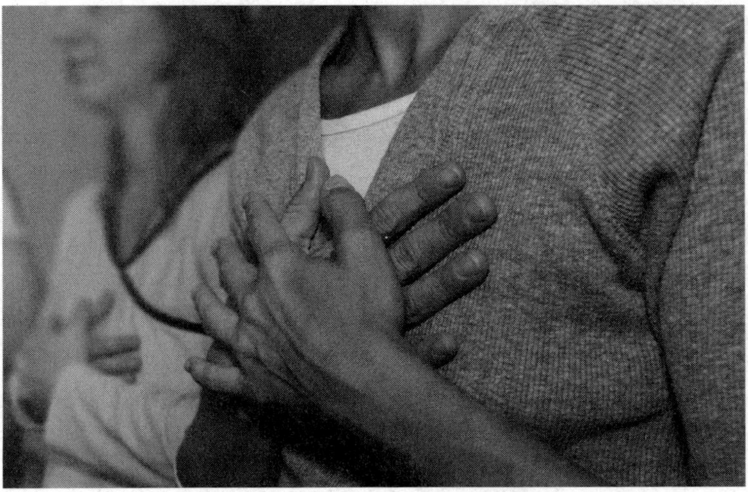

Die Kraft der Vergebung

3.11 Die Beziehung zu Ihren Kindern

»Wenn wir doch nur in der Lage wären,
mit den Augen eines Kindes zu schauen.
Wir erblickten eine neue Welt.«

Ihre Kinder sind die ehrlichsten Spiegel, die Sie haben können. Sie spiegeln Ihnen Ihr Leben in ihrer kindlichen Art unverfälscht wider.. Daher fühlen sich diese Spiegel häufig noch viel schlimmer an als die von Erwachsenen. Ich selbst habe das in meiner letzten Beziehung sehr schmerzhaft erfahren dürfen. Meine damalige Partnerin hatte einen sechsjährigen Sohn. In dieser Phase testen Kinder permanent ihre Grenzen aus. Einerseits konnte ich als Außenstehender sehr gut erkennen, wie der Sohn die negativen Verhaltensweisen der Mutter lebte, die sie teilweise zur Weißglut brachten. Andererseits blieb auch ich nicht verschont. Er war eine große Herausforderung für mich, der ich in vielen Situationen nicht gewachsen war.

Beispielsweise war dem Kind immer dann »langweilig«, wenn meine Partnerin und ich wichtige Gespräche zu führen hatten. Er konnte vorher noch völlig verträumt gespielt haben, auf einmal saß er mit am Tisch und wollte bespaßt werden. Damals brachte das meinen Adrenalin-Spiegel ordentlich in Wallung. Wenn ich dann später die Situation reflektierte, konnte ich sehr gut feststellen, dass wir beide – jeder auf seine Art und Weise – um die Aufmerksamkeit der »Frau im Hause« buhlten. Der kleine Mann drückte also mit großer Wirkkraft meine »Knöpfe«, sodass mein Anerkennungsmuster auf Hochtouren lief.

Und so passieren solche Situationen den lieben langen Tag zwischen Eltern und Kindern. Leider können wir in den Momenten der hochkochenden Emotionen nur schwer damit umgehen. Umso wichtiger ist es, im Nachhinein zu reflektieren, was genau uns unsere Kinder unbewusst aufzeigen.

Reflexion der Resonanz auf Ihr Kind

Schreiben Sie sich auf, wo und wie Sie auf Ihr Kind reagieren und was Sie tun, damit es bei Ihnen eine Resonanz auslöst. Erforschen Sie sich und Ihre Muster bezüglich Ihres Kindes. Was finden Sie heraus? Was spiegelt Ihnen der oder die Kleine wider? Lernen Sie zu verstehen, weshalb Ihr Kind diese Resonanz in Ihnen hervorruft. Wenn Sie es dann verstanden haben, nutzen Sie die verschiedenen Übungen aus diesem oder dem vorangegangenen Kapitel, um Ihre alten Überzeugungen und Verhaltensmuster aus der Kindheit zu transformieren.

Danken Sie Ihrem Kind dafür, dass es Ihnen so schonungslos Ihre eigenen Themen aufzeigt.

Vielleicht trauen Sie sich sogar, noch einen Schritt weiterzugehen. Nehmen Sie Ihre Kinder als Vorbild, denn sie tun alles noch aus ihrer Kindlichkeit heraus. Sie leben ihr Geburtsgeschenk des freien Willens, den wir uns als Erwachsene so fleißig abgewöhnt haben. Sie sind noch deutlich freier von Regeln und Vorgaben, moralischen Aspekten und Bewertungen. Diesbezüglich können wir noch einiges von den Kindern lernen.

Viele Menschen fragen mich, wie denn die optimale Erziehung aussehen solle. Dieses Buch kann selbstverständlich kein Erziehungsratgeber sein, und ich bin auch kein Erziehungsexperte. Dennoch möchte ich Ihnen ein paar Hinweise geben, die ich für mich aus den Neuen Wissenschaften gewonnen habe:

Achten Sie als Mutter darauf, dass Ihnen Ihr Kind nach der Geburt sofort auf die Brust gelegt wird und es dort eine Weile bleibt. Auch die folgenden Tage sollte Ihr Kind dort liegen. Für das Kind ist die Geburt ein unendlich großer Schock, weil es seine Geborgenheit genommen und es der Quelle, an die es noch vor Kurzem gebunden war, entrissen wird. Liegt es jedoch direkt danach am Herzen der Mutter, fühlt das Baby die Verbindung sofort wieder. Die Liebe fließt weiterhin direkt spürbar. Diese Herzensverbindung kann dazu führen, dass das Kind friedlich und umgänglich ist, wenig schreit und besser schläft.

Weiterhin möchte ich Ihnen empfehlen, Ihr Kind bewusst zu erziehen. Wenn Sie ihm all Ihre Liebe und Aufmerksamkeit schenken, es fördern und fordern und ihm nur dort Begrenzungen setzen, wo es absolut notwendig ist, dann kann sich Ihr Kind völlig natürlich entwickeln – seinen Gaben und Potenzialen entsprechend. Fördern Sie das, was Ihr Kind gut kann, und arbeiten Sie mit ihm nicht daran, die Schwächen auszumerzen: Stärken stärken statt Schwächen ausgleichen. Der Energieaufwand ist bei den Schwächen viel höher, und es ist für das Kind viel anstrengender. Ich habe gelernt, mit dem Fluss zu gehen und nicht mit Gewalt Kanäle anzulegen. In den ersten drei Jahren ist ein Kind in der Phase der Selbstidentität. Es saugt förmlich alles um sich herum auf. Nutzen Sie diese Super-Learning-Phase, indem Sie ihm viele Dinge beibringen. In dieser Zeit können Kinder beispielsweise drei Sprachen parallel lernen. Ist das Kind überfordert, so teilt es Ihnen dies schnell mit, indem es seine Aufmerksamkeit davon abwendet. Ich weiß, dass diese Empfehlung in der heutigen Zeit eine große Herausforderung ist, doch wird Ihnen Ihr Kind für Ihre Anstrengungen tausendfach danken.

Weshalb, glauben Sie, randaliert ein Kind oder macht es Blödsinn? Es versucht auf seine Art und Weise Aufmerksamkeit zu erhalten, weil es wahrscheinlich gelernt hat, dass es diese auf normale Weise nicht erhält.

Wenn wir jedoch in unserer heutigen Welt gestresst von einem Termin zum nächsten laufen und tausend Dinge gleichzeitig im Kopf haben, dann bekommen wir die ersten zarten Rufe nach Aufmerksamkeit nicht mit.

In meinen Workshops erzähle ich gerne folgende Geschichte dazu: Zwei Mütter stehen im Garten und unterhalten sich sehr angeregt. Das Thema ist hoch spannend. Die kleine Lana, ein Jahre alt, möchte nach einer Weile auf den Arm ihrer Mutter. Sie steht an ihrem Bein und streckt die Arme nach oben, um zu symbolisieren, dass sie gerne auf den Arm möchte. Nichts passiert, weil die Mutter auf das Gespräch fixiert ist. Lana zupft am Hosenbein ihrer Mutter, doch diese reagiert nicht, weil sie es nicht mitbekommt. Nach einer Weile jammert die kleine Lana ein wenig, doch noch immer reagiert die Mutter nicht. Irgendwann fängt Lana an zu schreien, denn sprechen kann sie ja noch nicht. Endlich wird ihre Mutter aufmerksam, schaut jedoch sehr böse und fragt, was denn los sei. Das Kind streckt wieder die Arme hoch und wird jetzt auf den Arm genommen. Was, glauben Sie, passiert, wenn sich diese Situation ein paar Mal so abgespielt hat? Die kleine Lana lernt, dass sie Aufmerksamkeit dann erhält, wenn sie schreit. Also wird sie in Zukunft gar nicht mehr versuchen, die Arme hochzustrecken, sondern direkt zu schreien beginnen. Die Folge davon ist, dass die Mutter zum einen immer genervter reagiert und zum anderen sich wundert, warum das Kind so häufig schreit.

Der kleine Lars macht eine andere Erfahrung. Er ist bereits zwei Jahre alt. Anstatt zu jammern, tritt er der Mutter ans Bein. Die Mutter, sehr erbost, kann gar nicht verstehen, weshalb Lars dies tut, und erteilt ihm eine Rüge. Auch Lars lernt, dass er Aufmerksamkeit erhält, wenn er Blödsinn macht. Also wird er das in Zukunft immer wieder tun. Doch Lana und Lars lernen noch mehr. Sie erfahren, dass es nicht gut ist, Aufmerksamkeit haben zu wollen, weil sie hierfür gerügt worden sind bzw. einen bösen Blick erhalten haben. Wahrscheinlich können Sie sich schon denken, was das für die Zukunft von Lars und Lana bedeutet und wie sie ihre Verhaltensmuster ausleben werden. Sie leben ein Leben in der ständigen Suche nach Aufmerksamkeit und haben dafür die intelligentesten Strategien. Gleichzeitig erschaffen Sie sich Situationen, die dafür sorgen, dass sie gerügt werden.

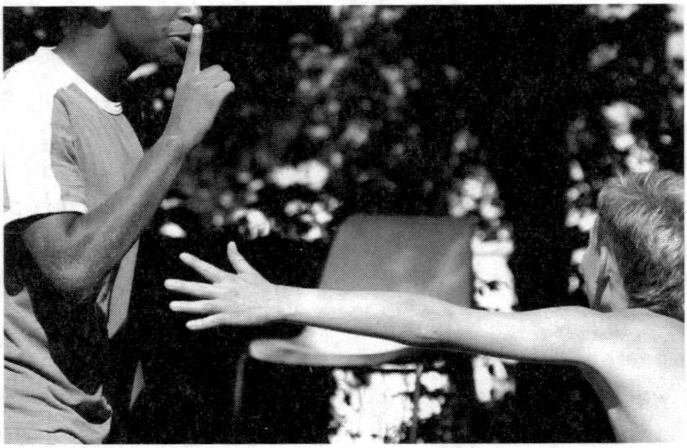

Der unbewusste Wunsch nach Aufmerksamkeit

Wie können Sie Ihr Kind jetzt unterstützen, wenn es schon entsprechende Muster entwickelt hat? Machen Sie das Gegenteil von dem, was Sie bisher getan haben. Rügen Sie das Kind nicht, sondern nehmen Sie es in den Arm. Machen Sie dies immer wieder. Irgendwann erkennt das Kind, dass es keinen Blödsinn mehr zu machen braucht, um Aufmerksamkeit zu erhalten. Nähren Sie Ihr Kind so häufig, wie Sie können, mit Ihrer Liebe. Spüren Sie dabei die Liebe zu Ihrem Kind, denn so nähren Sie sich gleichzeitig mit und heilen sogar Ihre eigenen Themen.

Viele Mütter ärgern sich sehr darüber, dass der Vater das Kind so ganz anders erzieht. Seine Aufgabe ist nicht die, zu nähren und emotional zu versorgen. Sein Job ist, das Kind auf die »Welt da draußen« vorzubereiten und ihm Mut zu machen für die Dinge, vor denen die Mutter es lieber behüten will. In meinem direkten Umfeld erlebe ich gerade eine alleinerziehende Mutter, die ihr Kind vor allem behütet. Das ist natürlich grundsätzlich auch richtig, weil das ihre Aufgabe ist. Doch wird das Kind in der »harten, rauen Welt« seine Schwierigkeiten bekommen. Für die Vorbereitung darauf wäre eben der Vater zuständig. Er ließe die Leine locker, die die Mutter eher straff hält. Beides hat seine Richtigkeit, beides ist immens wichtig. (Sollten Sie eine alleinerziehende Mutter sein, so empfehle ich Ihnen, die Leine ab und zu lockerer zu lassen: damit Ihr Kind die Erfahrungen machen kann, die es machen muss – selbst wenn Ihr Beschützerinstinkt zu rebellieren beginnt ...)

3.12 Beziehungen zu Freunden, Kollegen, Nachbarn

> *»Mutig stellt sich Ihr Gegenüber – wenn auch unbewusst –*
> *als Spiegel zur Verfügung.*
> *Auf dass Sie sich selbst in ihm erkennen werden.«*

Bei den Beziehungen zu all den Menschen, die Ihnen in Ihrem Umfeld begegnen, ist es nicht anders als bei der Beziehung zu Ihrem Partner. Auch bei diesem Personenkreis wirken die Prinzipien von Projektion, Spiegelung und Schattenseiten. Konflikte im Unternehmen sind oftmals nichts anderes als Konflikte zu Hause, nur dass der Ort und vielfach auch die Themen andere sind. Doch die Grundstruktur bleibt die gleiche.

Ihr Kollege versorgt Sie nicht mit den nötigen Informationen und lässt Sie vor Ihrem Chef auflaufen? Ihr Freund ist ständig unpünktlich, und Sie können sich auch sonst nicht auf ihn verlassen? Ihr Nachbar schaufelt schon zum x-ten Mal das Laub über den Zaun auf Ihre Seite?

Was hat das mit Ihnen zu tun? Welche Muster finden in Ihnen Resonanz? Es bleibt immer das Gleiche. Sie möchten diese Probleme lösen? Dann schauen Sie in diesem Kapitel bei den entsprechenden Themen, was gerade »passt« und wie Sie diese transformieren können. Doch zuerst sollten Sie verstehen lernen, weshalb Ihr Gegenüber bei Ihnen negative Gefühle auslöst. Anschließend können Sie darangehen, diese Aspekte zu verändern.

3.13 Loslassen erleichtern durch das Lösen von Bindungen

> *»Loslassen. Ach, wenn es doch so einfach wär'.*
> *Wie leicht könnte das Leben sein.«*

Loslassen ist für die meisten Menschen eines der schwierigsten Themen. Vor allem, wenn es um das Loslassen von lieben Menschen geht. Manche trauern ihrem ehemaligen Partner noch Jahre nach und sind so nicht in der Lage, sich für einen neuen zu öffnen. Andere wiederum sind in der Trauer um eine verstorbene Person hängen geblieben. Die nächsten können sich nicht von bestimmten Dingen trennen. So gibt es Menschen, die ihre Wohnung so vollgestopft haben, dass man kaum mehr durchgehen kann. Vor vielen Jahren sah ich einmal eine Dokumentation über solche »Messies«, wie sie im Sprachgebrauch heißen.

Als die Polizei – gerufen von den Nachbarn – in eine Wohnung wollte, kam sie gar nicht erst hinein, weil die Wohnung bis unter die Decke mit »Sammlerobjekten« vollgestopft war. Leider auch mit Essensresten, sodass es erbärmlich stank. Loslassen fällt den Menschen generell schwer.

Auf der anderen Seite gehen wir mit Menschen, mit denen wir uns intensiver beschäftigen, eine Bindung ein. Nicht immer ist diese Bindung positiver Art. Verlassen diese Menschen unser Umfeld, bleibt diese Bindung in energetischer Form bestehen. Das kann manchmal zu unbewussten Verhaltensweisen führen, die gar nichts mit uns zu tun haben, sondern mit der ehemaligen Bindung. Das Miteinanderschlafen ist die intensivste energetische Bindung, die Sie mit einer anderen Person eingehen können.

Es gibt eine sehr kraftvolle Übung, um negative Bindungen zu Menschen, Dingen oder Situationen zu lösen, sich davon zu befreien. Danach wird es Ihnen leichter fallen, loszulassen.

Vor Jahren kam einmal eine Frau zu einem Coachinggespräch zu mir. Sie hatte große Schwierigkeiten mit ihrer Mutter. Sie trafen sich selten persönlich und telefonierten nur wenig miteinander. Wenn sie dann telefonierten, dauerte es kaum länger als fünf Minuten, bis sie das Gespräch im Streit beendeten. Ich führte mit ihr die gleich folgende Übung durch. Nach einer Woche rief sie mich aufgeregt an und sagte: »Siranus, du wirst es kaum glauben: Gestern telefonierte ich mit meiner Mutter. Ich unterhielt mich eine Viertelstunde mit ihr, ohne dass wir uns gestritten haben.« Auch so etwas kann passieren. Wenn die negativen Bindungen gekappt werden, darf Frieden einkehren. Es kann also alles Mögliche passieren. Was speziell bei Ihnen geschieht, kann ich Ihnen nicht vorhersagen. Lassen Sie sich einfach überraschen, und seien Sie dabei wie immer frei von Erwartungen.

Loslassen erleichtern durch das Lösen von Bindungen

Sorgen Sie dafür, dass Sie die nächsten 20 Minuten ungestört sind, und suchen Sie sich wie immer einen ruhigen und bequemen Platz. Machen Sie es sich so bequem wie möglich, und achten Sie darauf, dass Ihre Beine oder Arme nicht überkreuzt sind. Schließen Sie die Augen, und nehmen Sie Ihren Atem wahr, wie er kommt und wieder geht. Achten Sie nur auf Ihren Atem. Blenden Sie alles andere aus, und bleiben Sie bei Ihrem Atem. Atmen Sie frische Energie ein und verbrauchte Energie aus. Spüren Sie, wie mit jedem Atemzug Ihr Körper ruhiger wird und die Gedanken weniger werden. Sollten dennoch Gedanken auftauchen, so ist das in Ordnung. Lassen Sie sie wie die Wolken am Himmel vorüberziehen. Ein Gedanke kommt, zieht vorüber und verschwindet wieder. Sie werden ruhiger und ruhiger, entspannen sich mehr und mehr. Frieden kehrt ein.

Machen Sie sich jetzt bereit für eine Reise. Stellen Sie sich vor, wie Sie zu einem wunderbaren Schloss oder zu einer Burg reisen. Kommen Sie dort an, und schauen Sie auf dieses prachtvolle Bauwerk. Irgendwie scheinen Sie dieses Gemäuer zu kennen. Richtig, es gehört Ihnen. Durchschreiten Sie das Tor, und treten Sie in ein prunkvolles Foyer mit einer großen Treppe ein. Lassen Sie sich von Ihrem Diener Ihre Jacke oder Ihren Mantel abnehmen, und gehen Sie die Treppe hinauf. Weiter hinten erstreckt sich ein großer Saal. Öffnen Sie die Tür, und treten Sie ein. Ganz hinten im Saal sehen Sie einen Thron, Ihren Thron. Schreiten Sie darauf zu, und lassen Sie sich auf ihm nieder. Blicken Sie majestätisch durch den Saal, der noch leer ist. Genießen Sie es, auf Ihrem Thron zu verweilen. Laden Sie nun alle Menschen in den Thronsaal ein, denen Sie jemals in Ihrem Leben begegnet sind, wirklich alle! Das sind viele, sehr viele, doch passen sie alle in den Saal. Einige Menschen werden Sie sofort erkennen: Ihre Eltern, Geschwister, Onkel und Tanten sowie ehemalige Partner.

An andere können Sie sich vielleicht nur schwer erinnern, wiederum andere sind Ihnen völlig fremd. Ganz egal, sie alle sind Ihnen zu irgendeinem Zeitpunkt in Ihrem Leben begegnet. Der Saal ist mittlerweile sehr voll, und irgendwann kommt auch der Letzte hinein. Bedanken Sie sich bei allen, dass sie sich auf den Weg gemacht haben, um heute mit dabei zu sein. Verabschieden Sie sich wieder von denjenigen Personen, mit denen Sie nur gute Erfahrungen gemacht haben. Lassen Sie diese ziehen. Es bleiben lediglich diejenigen zurück, zu denen Sie eine negative Bindung haben. Je stärker deren Verbindung zu Ihnen ist, desto näher stehen sie zu Ihrem Thron.

Spüren Sie die einzelnen negativen Bindungen, die Sie zu diesen Menschen haben. Manche Bindungen zeigen sich als ein feiner dünner Faden, andere als ein dickes Seil – je nachdem, wie stark Ihre Bindung zur jeweiligen Person ist bzw. war. Können Sie all diese Bindungen wahrnehmen? Von Ihrem Körper müsste also eine große Anzahl von Fäden und Seilen ausgehen – gleich einem Spinnennetz –, eine Verbindung zu jeder Person im Raum. Greifen Sie nun rechts neben sich. Dort liegt für Sie ein großes, kräftiges und äußerst scharfes Schwert bereit, Ihr Schwert! Ergreifen Sie es, und bereiten Sie sich darauf vor, all die negativen Bindungen zu kappen. Sind Sie bereit? Dann heben Sie das Schwert ganz hoch über sich, lassen es mit aller Kraft vor sich niederschnellen und kappen sämtliche Bindungen. Spüren Sie, wie Sie im Moment des Kappens eine große Leichtigkeit durchflutet, als wäre eine große Last von Ihnen abgefallen. Genau so ist es: Die Last durfte gerade gehen. Legen Sie das Schwert wieder beiseite, und fühlen Sie genau in sich hinein. Was passiert gerade? Genießen Sie dieses Gefühl, und schauen Sie dann in die Menge Ihrer Gäste. Wahrscheinlich sehen Sie in den Gesichtern dieser Menschen ebenfalls Erleichterung. Es ist vollbracht, die Bindungen sind gelöst.

Bedanken Sie sich bei allen, und lassen Sie sie ihrer Wege ziehen. Einige werden Sie wiedersehen, andere nicht. Genießen Sie noch einmal dieses wunderbare Gefühl der Freiheit, und bereiten Sie sich dann auf den Rückweg vor. Doch bedanken Sie sich vorher noch bei sich selbst, dass Sie diese Trennung von all den Menschen gerade zugelassen haben. Verlassen Sie dann den Thronsaal. Schreiten Sie durch das Foyer, lassen Sie sich von Ihrem Diener Ihre Jacke bzw. Ihren Mantel wiedergeben, verabschieden Sie sich von ihm, und gehen Sie ins Freie. Schauen Sie, draußen angekommen, in die Sonne, und erkennen Sie die große Kraft, die in der Sonne steckt. Lassen Sie die Umgebung immer mehr verblassen, und kommen Sie wieder im Hier und Jetzt an. Spüren Sie den Stuhl, das Sofa oder Bett, und nehmen Sie sich wieder ganz wahr, wie Sie dort liegen oder sitzen. Achten Sie auf Ihren Atem, wie er kommt und wieder geht. Kommen Sie dann über die nächsten drei Atemzüge ganz zurück, und öffnen Sie Ihre Augen. Erholen Sie sich noch eine Augenblick, und genießen Sie Ihre neue Freiheit.

Die Übung »Bindungen lösen« können Sie selbstverständlich auch in Bezug auf Tiere, Gegenstände oder Situationen durchführen. Bei Tieren können Sie anstatt des Schlosses einen Platz wählen, den Sie mit den Tieren verbinden. Nehmen Sie zum Kappen ein Messer. Bei den Gegenständen lassen Sie sich diese von Ihren Dienern in den Thronsaal tragen. Und bei den Situationen nehmen Sie anstatt des Schlosses eine große Waldlichtung. Geben Sie dann den einzelnen Situationen eine eigene Symbolik, und stellen Sie sich vor, wie diese Symbole vor Ihnen erscheinen. Auch hier können Sie ein Messer nehmen, um die Bindungen zu kappen.

Das Leben im Quantenbewusstsein wird Ihnen das Beziehungsleben deutlich erleichtern. Vorausgesetzt, Sie nutzen das Wissen und die Techniken. In diesem Kapitel haben Sie alles bekommen, was Sie hierfür benötigen. Lassen Sie sich die Zeit, die es braucht. Und beginnen Sie bei sich selbst. Ihre Matrix wird sich verändern, garantiert!

Die Liebe zu mir selbst eröffnet mir das Tor zur Weisheit der Beziehungen.

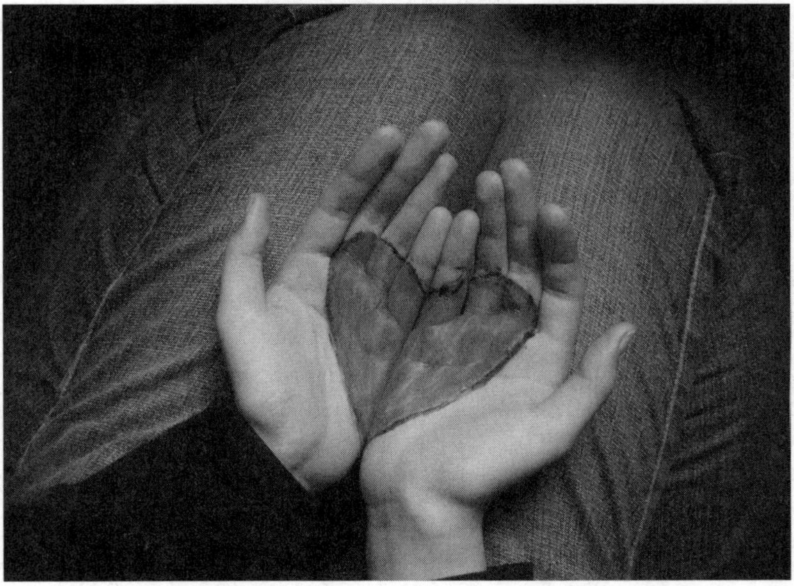

Ich liebe mich.

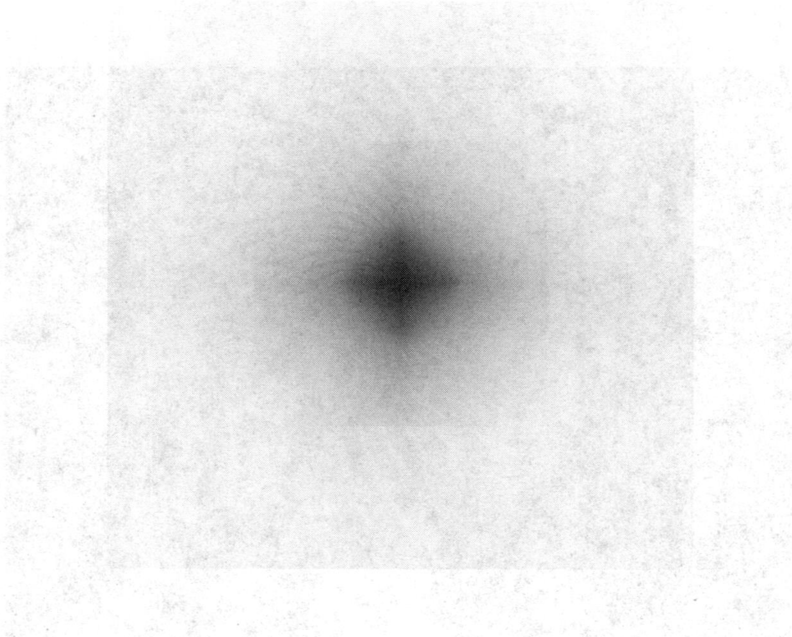

4. Quantum Energy Success

»Erfolg folgt, wenn du deinem Herzen folgst.« (Sonja Ariel von Staden)

Seit jeher ist das Thema »Erfolg« etwas, was die Menschen fasziniert. Fast alle möchten auf irgendeine Art und Weise erfolgreich sein. Allein bei Amazon gibt es knapp 100.000 Titeleinträge, wenn man auf der deutschen Seite das Wort »Erfolg« sucht, davon fast 90.000 allein im Bereich »Bücher«. Auf Google sind es 25 Millionen Einträge. Der Mensch möchte erfolgreich sein. Doch was bedeutet Erfolg? Einschlägige Wörterbucher beschreiben es in etwa so: »Erfolg« ist das Gelingen einer bestimmten Sache oder auch das persönliche Vorankommen. Es kommt von »erfolgen« und bezeichnete früher die allgemeine Folge, die Konsequenz oder den Effekt einer Handlung. Jeder definiert den Begriff wahrscheinlich für sich anders, und dies ist meines Erachtens auch enorm wichtig. Denn für den einen ist Erfolg, mal auf einem anderen Weg zur Arbeit zu fahren, während er für den andern erst dann eintritt, nachdem er die erste Million verdient hat.

Was ich in diesem Kapitel aufzeigen möchte, ist, dass Erfolg nichts mit harter Arbeit oder mit Kämpfen zu tun haben braucht. Dies ist ein Mythos aus früheren Tagen. Meine Erfahrung ist, dass Erfolg leicht sein darf. Und je leichter er fällt, desto größer wird er. Das ist die Weisheit des Quantenbewusstseins.

4.1 Erfolg und Heilung

»Erfolg ist individuell.«

Was haben Erfolg und Heilung gemeinsam? Heilung impliziert für die meisten schon Erfolg. Wenn Heilung geschehen darf, wo vorher Leid, Schmerz, Angst oder Krankheit gewesen ist, dann wird dies als Erfolg bezeichnet. Umgekehrt ist für viele das Glücksgefühl, das sich durch Erfolg einstellt, bereits Heilung. In meinen Coachings und Seminaren geschieht bei vielen Menschen dann Heilung, wenn Sie sich vom Erfolg nicht länger unter Druck setzen lassen. Und spätestens hier wird es wichtig, sich mit dem Mythos Erfolg zu beschäftigen.

4.2 Mythos Erfolg

»Ohne Fleiß kein Preis.
Erfolg haben bedeutet, hart zu arbeiten und zu kämpfen.
Das ist ein Mythos! Die neue Zeit ermöglicht es uns,
mit Leichtigkeit und Freude Erfolg zu erleben.«

Erfolg ist in unserer Gesellschaft sehr von seinem materiellen Aspekt geprägt. Erfolg und Reichtum stehen hierbei eng beieinander, wobei Reichtum mit finanziellem Reichtum gleichgesetzt wird. Wer Erfolg hat, wird anerkannt und ist etwas Besonderes. Somit wird in unserer Gesellschaft häufig Erfolg mit Status gleichgesetzt. Das verwundert wenig, denn wir kommen aus einer Zeit des Mangels, des Leides und des Krieges. Der Erste und der Zweite Weltkrieg tragen nachwirkend mit dazu bei, dass wir bestrebt sind, im eben beschriebenen Sinn »erfolgreich« zu sein. Meine Eltern stammen aus Ostdeutschland, sind Anfang der

60er-Jahre geflohen und haben im Westen bei Null angefangen. Mit viel Fleiß und Schweiß haben sie es zu einem Reihenhaus und einer Ferienwohnung an der Ostsee gebracht. Und natürlich haben sie uns Kindern damit aufgezeigt, wie man »erfolgreich« sein kann.

Die Menschen streben also nach Erfolg, um etwas Besonderes zu sein und sich etwas leisten zu können. Um erfolgreich zu sein, ist harte Arbeit, viel Fleiß und Kampf vonnöten. Das sind die Denkmuster, die wir aus dem Mythos Erfolg kennen. Doch wie kann es dann sein, dass es auch Menschen gibt, die mit Leichtigkeit erfolgreich sind? Menschen, die nicht kämpfen, die mit wenig Arbeit viel Geld verdienen? Kann es sein, dass die oben beschriebenen Denkmuster beginnen, staubig zu werden, weil sie überholt sind? Sicherlich gibt es noch viele Menschen, die auf die herkömmliche Weise erfolgreich werden. Doch steigt die Zahl derer, die es anders machen. Viele beginnen, das Geld und den Erfolg anzuziehen, statt ihm hinterherzulaufen. Andere wiederum fangen an, Erfolg völlig neu zu definieren. So steht bei ihnen nicht nur das *Resultat* für den Erfolg, sondern bereits der *Weg* dorthin.

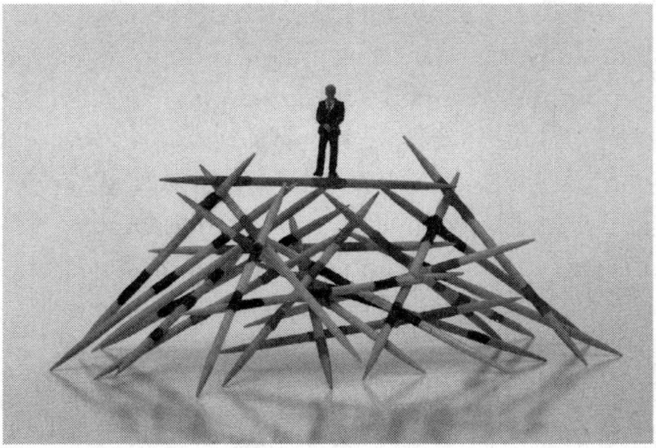

Mythos Erfolg

4.3 Eine neue Philosophie über Erfolg

»Wenn es nicht einfach geht, geht es einfach nicht.«
(Andreas Körber)

Ich möchte Ihnen gerne meine Philosophie des Erfolgs vorstellen. Hierbei geht es schlicht und ergreifend darum, mit Leichtigkeit und Freude erfolgreich zu sein. Ich komme ursprünglich aus einer Welt, in der der Mythos gelebt wurde. Ich habe mich abgerackert, um erfolgreich zu sein, wollte immer besonders gut sein und legte noch eine Schippe oben drauf, um noch besser zu sein. Doch aus irgendeinem Grund war ich immer nur Mittelmaß, und je mehr ich mich abrackerte, desto weniger erfolgreich war ich. In der Schul- und Studienzeit war es immer so. Ich übte sehr viel und war grundsätzlich ein Dreierkandidat. Bis in meiner Studienzeit irgendwann einmal eine für mich sehr wichtige Person sagte, ich solle doch etwas verändern: Anstatt immer dafür zu üben, *sehr* gut zu sein, solle ich einmal dafür üben, gut zu sein. Ich reduzierte also meinen Anspruch an mich. Das fiel mir nicht leicht, denn ich wollte ja kein Dreierkandidat mehr sein, sondern den andern beweisen, dass ich besser sein könne. Dennoch hielt ich mich an den Rat und übte einfach dafür, eine gute Zensur zu erhalten. Folglich nahm ich Druck und Stress aus dem Üben heraus, konnte mich auf einmal deutlich besser konzentrieren – und schrieb eine Eins! Ich verfolgte diese Strategie weiter und schloss letztendlich mein Studium mit 1,9 ab, schrieb meine Diplomarbeit mit 1,3 und erreichte in meinen mündlichen Diplom-Prüfungen eine glatte 1,0. Das war für mich damals revolutionär. So lernte ich, dass Erfolg auch leicht sein darf und nicht nur mit Kämpfen zu tun haben muss.

In meiner Philosophie hat der Weg zum Erfolg viel mit Spaß und Freude zu tun, mit Leidenschaft und Enthusiasmus. Fülle und Reichtum kommen von Innen und zeigen sich danach erst im Außen. Die meisten Menschen laufen dem Geld, den Aufträgen, dem besser bezahlten Job usw. hinterher. Doch scheint das Geld immer schneller zu sein. Was wäre, wenn ich den Spieß einmal herumdrehen würde, und stattdessen das Geld mir hinterherliefe? Das ist meine Philosophie von Erfolg! Außerdem hat für mich Reichtum nichts mit Geld zu tun. Die wenigsten Millionäre oder Milliardäre sind wirklich reich. Sie haben vielleicht viel Geld, doch innerlich sind sie oft arm. Finanzieller Reichtum macht in den seltensten Fällen glücklich und zufrieden. Also gilt es, auch innerlich reich zu werden, um vom Mangelbewusstsein ins Füllebewusstsein zu kommen.

4.4 Vom Mangelbewusstsein ins Füllebewusstsein

> *»Du hast die Wahl: Willst du weg vom Mangel oder hin zur Fülle? Willst du Schmerz oder Freude? Die Entscheidung liegt bei dir.«*

Wie gelingt es, aus dem Mangel in die Fülle zu gelangen? In einem vor Kurzem geführten Telefonat habe ich zu diesem Thema folgende Abkürzung gehört:

A D I D A S ! = Aus Dem Innen Das Außen Schaffen!

Nach dem Gesetz »Wie im Innen so im Außen« ein sehr plausibler Gedanke. Doch die meisten Menschen wollen nicht wahrhaben, dass sie erst innerlich erfüllt sein müssen, um dauerhafte Fülle auch im Außen zu erfahren. Gerade jetzt in der Zeit des Network-Marketing-Booms in Deutschland wollen alle das große Geld verdienen, und es werden den Menschen hohe Geldsummen versprochen, um sie zum Einsteigen zu verlocken. Z.B. landet im Spamordner meines E-Mail-Accounts fast täglich eine E-Mail irgendeines Online-Kasinos. Schaut man allerdings auf die Geschichte zurück, so gibt es nur sehr wenige Menschen, die tatsächlich das große Geld in einem Kasino gewonnen haben.

Wie werde ich innerlich reich und erfüllt? Diese Frage lässt sich sehr leicht beantworten, indem Sie zu den Kapiteln 3.2 bis 3.5 zurückblättern. Innerlich reich werden Sie, wenn Sie lernen, sich selbst voll und ganz zu akzeptieren – so wie Sie sind. Wenn Sie sich selbst von ganzem Herzen lieben und annehmen, treten Sie in das Reich der inneren Fülle ein. Wenn Sie zu 100 % die Verantwortung für sich und Ihr Leben übernehmen, sind Sie frei. Wenn Sie erkennen, dass das Glück direkt vor Ihnen liegt und Sie sich nur zu bücken brauchen, um es aufzuheben, erleben Sie unendlichen inneren Reichtum. Wenn Sie vom Haben zum Sein kommen, so wie es einst der Philosoph Erich Fromm[42] beschrieben hat, fällt alles »Brauchen« von Ihnen ab. Und dann kommt auf einmal alles wie von selbst. Als ich all das eines Tages begriff, veränderte sich mein Leben radikal: Es schien, als würde ich durch das Tor der Fülle getragen. Seitdem lebe und erlebe ich Fülle auf allen Ebenen. Ich begriff das Quantenbewusstsein, ohne zu wissen, was es bedeutet. Ich erkannte einfach seine Gesetzmäßigkeiten.

Zurück von der Poesie zum wahren Leben. Nehmen Sie sich noch einmal die Übungen aus Kapitel 3 vor. Selbst wenn Sie jetzt noch an einem Punkt stehen, wo die Wörter »Ich liebe mich!« für Sie fremd zu sein scheinen, so garantiere ich Ihnen, dass Fülle in Ihr Leben tritt, je mehr Sie an Ihrer Eigenliebe arbeiten und je mehr Sie Ihr Selbstvertrauen und Selbstwertgefühl stärken.

42 Fromm, E.: *Haben oder Sein,* DTV-Verlag 2005

Doch gibt es auch Menschen, die sich selbst lieben, denen es innerlich gut geht und die dennoch an der Armutsgrenze leben.[43] Warum ist das so? Einerseits kann es daran liegen, dass diese Personen verschüttete Verhaltensmuster in sich tragen, die ihnen überhaupt nicht bewusst sind, oder andererseits daran, dass sie unbewusste negative Überzeugungen zum Thema »Geld« haben. Spirituelle Menschen haben ganz häufig ein negatives Verhältnis zum Geld. Doch möchte ich dem Thema »finanzieller Reichtum« ein eigenes Kapitel widmen und später darauf zurückkommen.

Es gibt noch einen weiteren sehr wichtigen Aspekt zum Thema »Mangel«. Man könnte ihn als »epigenetisch bedingten Mangel« bezeichnen: das Mangelgefühl aus den Zeiten des Krieges.

4.5 Das Mangelgefühl der zwei Weltkriege

> *»Was trägst du da auf deinem Rücken, fragt das kleine Mädchen.*
> *Es sind die Erfahrungen, die so schwer auf meinem Rücken lasten*
> *und mich buckelig machen, antwortet der Wanderer.*
> *So leere deinen Rucksack, o Wanderer, sagt keck das Mädchen.*
> *Als der Wanderer dies tun will, ist der Rucksack leer.«*

Jede Kultur trägt seine Geschichte mit sich, so auch die der deutsche Kultur. Sie ist geprägt durch Krieg und Leid. Unsere (Ur-)Großeltern erlebten den Ersten und den Zweiten Weltkrieg mit, unsere Eltern zum Teil den Zweiten. Somit erfuhren sie viel Leid und Mangel. Unsere Eltern lernten von ihren Eltern, dass das Leben Mangel und Kampf ist, und ha-

43 Damit meine ich jene Menschen, die jeden Monat schauen müssen, dass sie ihre Miete bezahlen können.

ben uns diese Erfahrung weitergegeben. Dies geschah in den seltensten Fällen bewusst, sondern eher automatisch und unbewusst. Deutschland ist dadurch ein Land der Sicherheitsdenker geworden. Eine ganze Branche lebt davon sehr gut: die Versicherungsagenturen.

Meines Erachtens ist das einer der Gründe dafür, dass es hierzulande nur wenige wirklich erfolgreiche Menschen gibt. Erfolgreich sein bedeutet, Risiken einzugehen, seine Komfortzone zu erweitern und Neues auszuprobieren. Wenn ich allerdings gelernt habe, Sicherheit zu wahren, wird es mir schwer fallen, neue Wege zu gehen und ungewohntes Terrain zu betreten. Denken Sie an das Lebensmodell aus Kapitel 2.4.: Erst wenn Sie Ihre alten Überzeugungen und Verhaltensmuster verändern, wird sich Ihr Leben verändern, wird aus Mangel Fülle werden können.

In diesem Zusammenhang möchte ich Sie noch einmal an Ihre Selbstverantwortung erinnern, weil mir in Bezug auf das Thema »Erfolg« immer wieder Menschen begegnen, die über ihren Mangel jammern und meinen, daran nichts ändern zu können. Sie geben z. B. der Regierung oder ihrer Lebenssituation die Schuld dafür. Ich gehe davon aus, dass Sie die Verantwortung für Ihr Leben übernehmen wollen, sonst würden Sie dieses Buch nicht lesen. Doch ist gerade das Prinzip der Selbstverantwortung jenes, das bei den Prinzipien der erfolgreichsten Menschen an erster Stelle steht. Ich habe mich sehr intensiv mit Erfolgsprinzipien beschäftigt. Es gibt sehr viele davon, allein Jack Canfield, Amerikas Erfolgscoach Nummer Eins, zählt in einem seiner Bücher 64 davon auf.[44]

44 Canfield, J.: *Kompass für die Seele,* Goldmann Verlag 2005

Ich habe für mich zehn Prinzipien ausgemacht:

- Selbstverantwortung,
- Selbstvertrauen und Selbstwert,
- Fokus,
- Glaube,
- Leidenschaft,
- Mut,
- schnelle Entschlusskraft,
- Tun,
- Beständigkeit und
- Dankbarkeit.

In meinem Workshop »Der Masterplan« gehe ich sehr intensiv auf diese Prinzipien ein.

Leben Sie nach der Devise: Nicht ärgern, sondern ändern.

Wie bekommen Sie dieses Mangelgefühl der Kriegsjahre, die daraus resultierenden Ängste und das »Kämpfen, um zu überleben«, das ja nicht Ihres zu sein scheint, sondern das Ihrer Ahnen, aus Ihrer Zellstruktur heraus? Hierfür habe ich eine sehr tief greifende Übung entwickelt, die es ermöglicht, die Bindungen aus dieser Zeit zu lösen und den Code der Zellen zu überschreiben. Gerne würde ich sie Ihnen hier und jetzt vorzustellen, doch sprengt dies den Rahmen des Buches.[45]

45 Sie erhalten die Übung mit dem Namen »Vom Mangelbewusstsein zum Füllebewusstsein« als CD im Schirner-Verlag, bei Amazon oder in meinem Internet-Shop auf www.quantum-energy.de.

4.6 Ihr Fokus entscheidet über Ihren Erfolg im Leben

»Die Energie folgt der Aufmerksamkeit.
So sei achtsam mit deinen Gedanken.«

Das Thema »Fokus« ist mein Lieblingsthema, da es sehr kraftvoll und leicht einzusetzen ist. In Kapitel 2.1 habe ich vom Gesetz der Anziehung bzw. Resonanz berichtet. Es besagt, dass Sie das anziehen, worauf Sie Ihre Aufmerksamkeit richten. Wenn es sich tatsächlich so verhält, dann wissen Sie wahrscheinlich auch, weshalb Ihr Leben bisher so gelaufen ist, wie Sie es erlebten. Die meisten Menschen wissen, was sie in ihrem Leben *nicht wollen.* Nur die wenigsten wissen, was sie wirklich *wollen.* Doch was passiert wohl, wenn sie sich genau darauf konzentrieren, was Sie nicht wollen? Sie bekommen genau das. Das Gesetz der Anziehung funktioniert immer, wie das Gesetz der Schwerkraft oder das von Ursache und Wirkung.

Wenn Sie also Ihren Fokus immer darauf richten, was in Ihrem Leben nicht so gut läuft, anstatt auf das, was gut läuft, was, glauben Sie, wird sich wie ein Virus vermehren? Selbstverständlich die nicht so guten Dinge. Wenn Sie es satt haben, Ihre überflüssigen Kilos im Spiegel zu sehen, was glauben Sie, wird passieren? Sie werden noch mehr zunehmen. Und wenn Sie sich immer darüber aufregen, dass Sie so viele Rechnungen erhalten und Ihre Schulden höher und höher werden, was glauben Sie, werden Sie in Ihrer Zukunft erhalten? Natürlich noch mehr Rechnungen und einen wachsenden Schuldenberg. Viele kennen dieses Prinzip auch als die »sich selbst erfüllende Prophezeiung«.

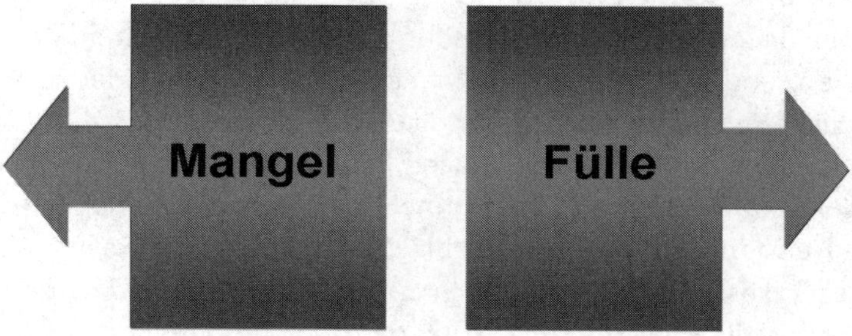

Worauf richten Sie Ihren Fokus?

Sie haben also die Möglichkeit, Ihre Aufmerksamkeit auf das zu richten, was Sie nicht wollen oder ab heute nur noch auf das, was Sie wollen. Die Entscheidung liegt bei Ihnen.

Es ist Ihr Fokus, der über Glück oder Unglück entscheidet, über Erfolg oder Misserfolg.

Entscheiden Sie sich. Gehen Sie noch einmal den gestrigen Tag in Gedanken durch, und finden Sie heraus, worauf Sie Ihren Fokus gerichtet hatten. Schauen Sie dann, was Sie daraus »fabriziert« haben.

Feng Shui fürs Gehirn II
Achten Sie ab sofort auf Ihre Gedanken. Seien Sie achtsam, was Sie denken, und wie Sie über sich denken, über andere oder gewisse Situationen. Und achten Sie vor allem darauf, dass Sie sich auf das fokussieren, was Sie wollen. Sollten Sie dennoch einmal den Fokus verlieren, gibt es eine Zauberformel, die Sie sofort wieder auf den positiven Pfad bringt. Diese heißt: *Was will ich stattdessen?* Wenn Sie sich diese Frage stellen, ist Ihre Aufmerksamkeit und somit Ihre Energie pfeilschnell auf die Zukunft gerichtet, nicht mehr auf die Vergangenheit. Denn genau das passiert, wenn Sie Ihren Fokus auf das richten, was Sie nicht mehr wollen: Sie schauen zurück.

Was wollen Sie also stattdessen?

Hier kommt eine Übung, die die Übung »Feng Shui fürs Gehirn« erweitert und Ihr Leben entscheidend verändern kann:

Sieben Tage, die Ihr Leben verändern
Nehmen Sie sich ab heute vor, eine Woche genauestens darauf zu achten, dass Ihr Fokus ausschließlich auf die positiven Dinge des Lebens gerichtet ist. Beginnen Sie damit beim Aufwachen, und enden Sie beim Einschlafen. Verlieren Sie zwischendurch den Fokus, so nutzen Sie die Zauberformel: »Was will ich stattdessen?«

Dies ist eine sehr herausfordernde und gleichzeitig kraftvolle Aufgabe, die viel Disziplin und Achtsamkeit erfordert. Doch werden Sie nach dem Verstreichen der Woche feststellen, dass sich in Ihrem Leben einiges verändert hat. Am besten suchen Sie sich jemanden, mit dem Sie diese Übung gemeinsam durchführen. So können Sie sich gegenseitig immer wieder darauf aufmerksam machen, wenn Sie einmal den Fokus verlieren sollten. Das erleichtert Ihnen die Aufgabe ungemein.

4.7 Schöpfer sein

»Wenn es für den Erfolg Gesetzmäßigkeiten gibt, dann ist folgendes §1: Übernimm zu 100% die Verantwortung für Dein Leben.«

Dieses Kapitel möchte ich mit einer Geschichte beginnen: Lisa ist eine Frau, die gerne bummeln geht. Vor nicht allzu langer Zeit schlenderte sie einmal wieder durch die Stadt und blieb plötzlich vor einem Schaufenster stehen. Darin sah sie *ein* Bild, ein wahres Kunstwerk. Sie war so fasziniert von diesem Bild, dass sie gar nicht bemerkte, wie die Zeit verging. Nach zehn Minuten starrer Haltung vor dem Schaufenster, nahm sie all ihren Mut zusammen und ging in die Galerie. Erneut stand sie vor dem Bild, und ihr wurde warm ums Herz. Der Verkäufer nahm Lisas Begeisterung wahr, ging auf sie zu und erzählte ihr ein wenig über das Gemälde. Lisa kam aus dem Schwärmen gar nicht mehr heraus und stellte sich schon ganz genau vor, wie sie das Bild gleich aus dem Geschäft tragen würde, um es anschließend zu Hause an dem prachtvollsten Platz aufzuhängen, den sie sich vorstellen konnte, und es dann später all ihren Freundinnen zu präsentieren. Ja, sie hatte sich schon in dieses Bild verliebt. Schließlich fragte sie nach dem Preis. Der Verkäufer antwortete: »2000 Euro.« Da verblasste Lisas Begeisterung schlagartig, und ihr wurde ganz kalt. »2000 Euro«, hörte Sie sich innerlich sagen, »das kann ich mir nie leisten.« Sie bedankte sich bei dem Verkäufer und verließ mit gesenktem Kopf die Galerie. Der Traum verflog so schnell, wie er gekommen war.

Doch das Bild ging ihr nicht aus dem Kopf. Immer wieder ging sie die nächsten Wochen an der Galerie vorbei, blieb stehen, träumte einen Augenblick ihren Traum, bis ihr wieder der Preis in den Kopf kam.

Die Zeit verging. Vier Wochen später kam Rosetta an der Galerie vorbei, sah das Bild und blieb wie angewurzelt stehen. In ihr stiegen bei diesem Anblick die gleichen Gefühle hoch, wie es bei Lisa der Fall war. Sie ging entschlossen in das Geschäft, in dem Wissen, dass das Bild gleich das ihre werde. Der Verkäufer trat zu ihr. Sie fragte nach dem Preis und erblasste bei der Antwort. Auch für sie war ein Gemälde zu diesem Preis unerschwinglich. Doch sie wusste, dass sie dieses Bild haben wollte. Es war so tief in ihrem Herzen verankert, dass es glasklar war, dass das Gemälde schon bald in ihren Besitz käme. So fragte Rosetta, ob sie das Werk reservieren lassen könne und ob es eine Möglichkeit gebe, das Bild in Raten zu bezahlen. Der Verkäufer erwiderte, dass dies nicht üblich sei, doch dass er aufgrund des Leuchtens in ihren Augen mit dem Eigentümer der Galerie sprechen wolle. Er verabschiedete Rosetta mit dem Versprechen, dass er sie so schnell wie möglich informieren werde.

Zwei Tage später erhielt Rosetta den alles entscheidenden Anruf. Der Verkäufer teilte ihr mit, dass sie in sechs Raten zu je 333 Euro zahlen könnte. Dies war genau der Betrag, den Rosetta monatlich aufbringen konnte. Sie schrie entzückt auf und hätte den Verkäufer sicherlich geküsst, stünde er in dem Moment vor ihr. Freudestrahlend und hoch motiviert ging sie in die Galerie, kaufte das Bild und veranstaltete ihm zu Ehren eine Party.

Zurück zu Lisa. Als sie voller Freude an einem Samstagabend zu der Feier einer ihrer Freundinnen ging, wurde sie kreidebleich, als sie dort im Wohnzimmer »ihr« Bild hängen sah. Ihr schossen die Tränen in die Augen, und augenblicklich verließ sie das Haus. Die übrigen Gäste schauten ihr verständnislos nach …

Wie häufig haben Sie einen Traum begraben, weil Sie sich nicht getraut, weil Sie nicht gehandelt, sondern sich zurückgehalten haben? Mir ging es früher nicht anders. Heute weiß ich, dass, wenn ich etwas wirklich und von ganzem Herzen will, es dann Wirklichkeit werden wird. Vorausgesetzt, ich setze mich auch voll dafür ein. Das heißt natürlich nicht, dass Sie jetzt verantwortungslos Ihr Geld für alles ausgeben sollen. Ich weise lediglich darauf hin, dass Menschen sich selbst begrenzen, wenn sie meinen, dass etwas nicht möglich ist.

Handeln Sie, und übernehmen Sie die volle Verantwortung für das, was Sie für sich und Ihr Leben wollen! Sie sind der Architekt Ihrer eigenen Realität. Sie selbst erschaffen sich Ihren Tag, täglich aufs Neue. Sie haben also die Wahl, Ihre Träume nur zu träumen oder sie in Ihr Leben zu holen. Werden Sie zum Meister des Quantenbewussteins. Nutzen Sie Ihre Schöpferkraft.

4.8 Das Warum in Ihrem Leben

> *»Ohne ein Warum in deinem Leben ist selbiges wertlos.«*

Wenn Sie Ihren Fokus auf das Positive in Ihrem Leben ausgerichtet haben und dies zum normalen Alltag geworden ist, gilt es jetzt, diese Ausrichtung noch weiter zu fokussieren und zwar auf das, was Sie wirklich in Ihrem Leben wollen. Die meisten Menschen haben sich mit dieser Frage noch nie beschäftigt. Wie oben bereits ausgeführt, wissen viele, was sie nicht wollen. Doch nur die wenigsten haben sich jemals die folgende Frage gestellt: *Was will ich wirklich in meinem Leben?*

Diese Frage ist essenziell, denn wenn ich kein Warum im Leben habe, dann lebe ich vor mich hin. Ich habe nichts, was mich antreibt, wohin meine Leidenschaft mich zieht. Die wirklich erfolgreichen Menschen in dieser Welt stellen sich ständig die Frage nach ihrem Warum. Sie haben die »Big Idea«, wie es die Amerikaner bezeichnen. Sie haben eine große Vision. Und sie haben Ziele, auf die sie sich ausrichten.

Hierzu gibt es eine wunderbare Geschichte: Ein Professor der Motivationspsychologie ist auf der Suche nach dem, was die Menschen in ihrem Innern antreibt. Während eines Urlaubs trifft er auf einen Bautrupp. Er fragt den erstbesten Bauarbeiter: »Was tun Sie da?« Darauf antwortet dieser etwas barsch und missgelaunt: »Das sehen Sie doch, ich schlage Steine!« Verwirrt geht der Professor weiter. Ein paar Minuten später entdeckt er einen Bauarbeiter, der anscheinend mit besserer Laune seiner Tätigkeit nachgeht. Auch diesen fragt der Professor, was er da tue. Der Arbeiter antwortet: »Ich bearbeite einen Stein, damit er dort drüben in den Winkel haargenau hineinpasst. Da muss ich schon aufpassen, dass jeder Millimeter stimmt. Und da ich so haargenau arbeiten kann, hat man mich hier angestellt.« »Aha, interessant«, äußert der Professor und geht seines Weges. Am Ende der Baustelle bleibt er verwundert stehen. Dort sieht er einen Bauarbeiter, der fröhlich ein Lied singend und halb tänzelnd seiner Arbeit nachgeht. »Schlagen Sie auch Steine?«, fragt der Professor. »Aber nein«, kommt wie aus der Pistole geschossen die Antwort, »ich arbeite an einer Kathedrale. Sehen Sie das denn nicht?«[46]

Was ist Ihre »Kathedrale«? An welchem Lebenswerk bauen Sie? Sie haben noch keine Kathedrale? Ich kann Sie da beruhigen, die wenigsten haben eine. Doch selbst wenn Sie jetzt sagen, meine Kathedrale ist eher noch eine kleine Dorfkirche, dann ist das völlig in Ordnung, denn die Kirche kann ja noch ausgebaut werden. Sie kann mit der Zeit wunderbare Seitenbauten bekommen, hohe Kirchtürme können entstehen und sie kann so schön werden, dass Sie immer mehr möchten, sie Wirklichkeit

46 Aus: von Staden, S.: *30 Minuten für den souveränen Umgang mit Veränderungen*, Gabal Verlag 2010

werden zu lassen. Dann wird Ihre Idee zu einer Vision, die Sie mehr als magisch anzieht.

Wissenschaftler haben bereits vor langer Zeit festgestellt, dass 80% aller Motivationsenergie der persönlichen Vision entspringt. Wir brauchen einen inneren Antrieb dafür, jeden Morgen aufzustehen, sonst bleiben wir ein Leben lang Steine schlagende Bauarbeiter. Das Schlimme daran ist, dass dann nicht wir unseren Weg bestimmen, sondern dass wir von unserem Außen, von der Umwelt, bestimmt werden. Das ist völlig in Ordnung, wenn Sie damit zufrieden sind. Doch gehe ich einfach einmal davon aus, dass Sie dieses Buch nicht lesen, weil Sie mit Ihrem Leben völlig im Reinen sind. Eine lebendige Vision sorgt dafür, dass Sie morgens mit Freude aufstehen und in den Tag starten. Sie trägt dazu bei, dass Ihnen Ihre Arbeit Spaß macht und Sie mit Erfolgserlebnissen nährt. Echte Eigenmotivation entsteht aus einer attraktiven Vorstellung der eigenen Zukunft. Übrigens: Ihre Vision darf auf den ersten Blick schon einmal ziemlich unrealistisch wirken. Denn wie viele Visionen sind in der Vergangenheit wahr geworden, obwohl sie auf den ersten Blick absolut utopisch erschienen. Bill Gates ist damals ausgelacht worden, als er erzählte, dass irgendwann einmal in jedem Haushalt ein PC mit seiner Software stehen würde. Heute lacht niemand mehr über die Idee eines der inzwischen reichsten Menschen der Welt. Oder nehmen wir das Beispiel Nelson Mandela. Seine Vision hatte ihm die Kraft gegeben, etliche Jahre im Gefängnis auszuharren. Kaum hatte er seine Freiheit wieder, wurde er Staatspräsident. Es gibt so unendlich viele weitere Beispiele: Henry Ford, Walt Disney, die Gebrüder Wright, Oprah Winfrey oder – aus der jüngsten Geschichte – die Entwickler von Google, YouTube oder Facebook.

Die Macht der Vision, des Warums in Ihrem Leben, ist der Motor für Ihren Antrieb, die Kraft, die sie – wie Nelson Mandela – durch tiefe Täler schreiten lässt, um strahlend wieder auf dem Gipfel anzukommen.

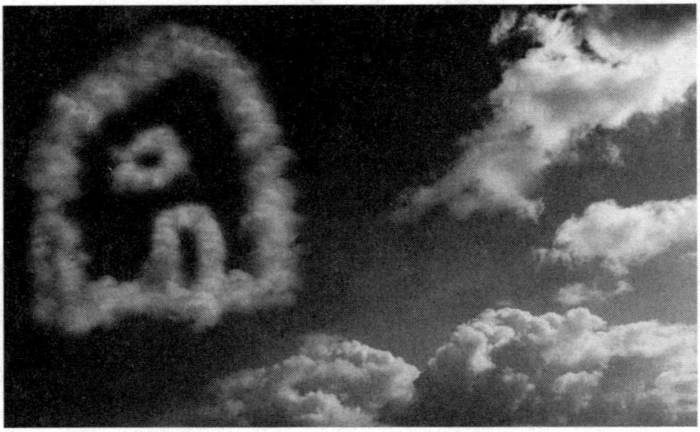

Die Vision

Was also ist Ihre Vision, Ihre »Big Idea«? Weshalb stehen Sie jeden Morgen auf? Was wollen Sie wirklich in Ihrem Leben?

Was will ich wirklich?

Nehmen Sie sich ein Blatt Papier und einen Stift zu Hand oder laden Sie sich auf www.quantum-energy.de im Downloadbereich die Vorlage hierzu herunter. Stellen Sie sich folgende Frage: »Was würde ich tun, wenn ich keine Angst hätte? Was würde ich tun, wenn all meine Wünsche und Träume in Erfüllung gingen?« Nehmen Sie sich genügend Zeit für diese Frage, vor allem, wenn Sie sich noch nie damit beschäftigt haben. Oftmals sind die tiefsten Sehnsüchte und Wünsche tief in uns verborgen und vergraben, weil wir nicht daran geglaubt haben, dass sie jemals wahr werden könnten. Zu viele Menschen haben uns zu häufig gesagt: »Das kannst du nicht«, »Das klappt sowieso nicht«, »Wer bist du, dass du so etwas tun willst« usw. Sollten Sie diese Sätze kennen, dann lassen Sie sie jetzt außen vor.

Übrigens: Das Wie ist in diesem Moment völlig uninteressant. Um das Wie können Sie sich später kümmern. Es geht hier nur um das Was. Lassen Sie nichts aus. Fangen Sie an zu träumen, und lassen Sie Ihren Träumen freien Lauf. Erwecken Sie das Kind in Ihnen. Als Kind wussten Sie noch nichts von Begrenzungen. Und sollte der Kritiker in Ihnen sich zu Wort melden, dann gönnen Sie ihm eine kleine Auszeit. Er hat es verdient, weil er oft genug zu Wort kommt. Lassen Sie alles zu, und lassen Sie Ihrer Fantasie freien Lauf.

Legen Sie jetzt Ihren Stift beiseite, und schließen Sie Ihre Augen. Stellen Sie sich all das, was Sie aufgeschrieben haben, bildlich so vor, als wäre es längst da. Malen Sie innerlich die schönsten und buntesten Bilder. Hören Sie genau hin. Lassen Sie den Klängen, Geräuschen und Stimmen freien Lauf. Und dann fühlen Sie. Fühlen Sie, wie es ist, wenn all das wahr geworden ist. Lassen Sie dieses Gefühl durch Ihren ganzen Körper fließen, durch jede einzelne Zelle. Durchfluten Sie Ihre Zellen mit diesem wundervollen Gefühl, bis sie satt und gefüllt sind. Dann verankern Sie diesen zauberhaften Moment, indem Sie Daumen und Zeigefinger der linken Hand zusammenpressen. Spüren Sie, wie das ganze Gefühl in diese Bewegung hineinprojiziert wird. Lösen Sie die Handhaltung, und schwelgen Sie noch einen Moment in Ihrem Traum. Sprechen Sie zum Schluss innerlich folgenden Satz: »Danke, dass all das bereits wahr ist.« Öffnen Sie dann Ihre Augen, und lassen Sie ein Lächeln über Ihre Lippen gleiten, sollte es nicht sowieso bereits da sein.

Wiederholen Sie diese Übung mindestens einmal täglich und zwar mindestens 30 Tage lang. Es gibt Menschen, die das über Monate hinweg machen und die Übung in den Alltag einfließen lassen – als völlig normalen Bestandteil wie z. B. das tägliche Zähneputzen. Und sollte aus irgendeinem Grunde das Bild einmal verschwinden, wovon ich jedoch nicht ausgehe, dann nutzen Sie Ihren Anker. Pressen Sie Daumen und Zeigefinger der linken Hand zusammen. Schon kommt dieses wunderbare Gefühl, und Sie können wieder in Ihrer Vision schwelgen.

Das Visionsgemälde

Erweitern Sie die Übung von oben. Kaufen Sie sich einen großen Bilderrahmen, der Ihnen richtig gut gefällt und Ihrer Vision würdig ist.[47] Nehmen Sie sich alte Zeitschriften und Zeitungen zur Hand. Blättern Sie diese durch und schneiden Sie sich Bilder und Überschriften aus, die genau zu Ihrer Vision passen. Vielleicht haben Sie auch ein paar Fotos, die Sie selbst einmal gemacht haben. Egal, was es ist, nehmen Sie es, und kleben Sie es auf Ihr Bild. Wenn alle Aspekte Ihrer Vision vorhanden sind,[48] hängen Sie Ihr Visionsgemälde an einer aus Ihrer Sicht würdigen Stelle auf. Das kann auch die Toilette sein. Denn dort sehen Sie Ihre Vision sicherlich mehrfach am Tag.

Schauen Sie sich das Bild immer wieder an, und schwelgen Sie dabei in Ihrer Vision wie in der Übung »Was will ich wirklich?«. Nehmen Sie sich hierfür einen Augenblick Zeit, auch wenn es nur eine Minute ist. Ist Ihnen Ihre Vision eine Minute wert? Ich hoffe doch!

47 Über die Größe entscheiden Sie selbst.

48 Sie sind Perfektionist? Sie brauchen sich keine neuen Zeitschriften in der Hoffnung zu kaufen, dort das richtige Bild zu finden. Nehmen Sie etwas Passendes. Es braucht nicht haargenau das »richtige« Bild sein. Darauf kommt es hier nicht an.

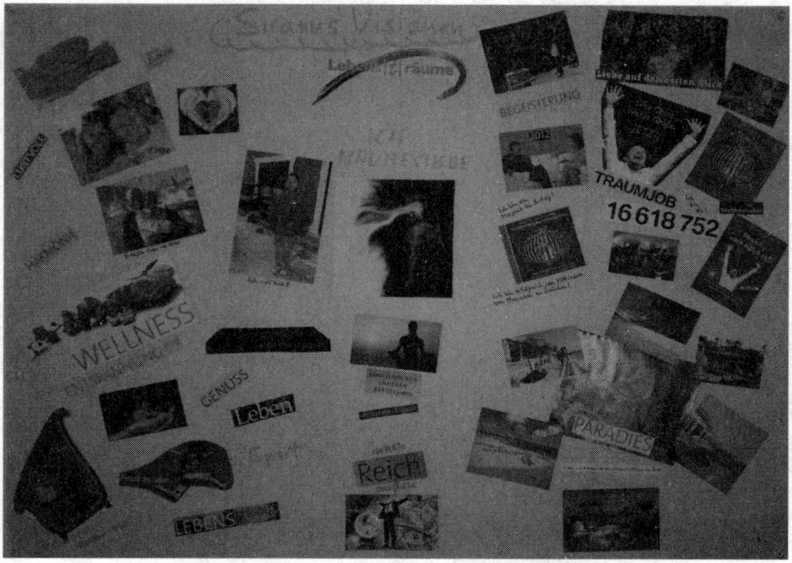

Die Kraft von Visionsgemälden

4.9 Die großen Drei

»Und wenn dich am Ende deiner Tage jemand fragt,
was du aus deinem Leben gemacht hast,
was antwortest du?«

Nachdem Sie jetzt Ihre Vision haben, gilt es, einen Schritt weiterzugehen. Nehmen wir einmal an, Ihre Lebenszeituhr wäre abgelaufen und Sie hätten noch einen Tag zu leben. Sie lehnen sich in Ihrem Sessel zurück, und schauen zurück auf Ihr Leben.

Wahrscheinlich würden Sie sich dann Fragen wie die folgenden stellen:

- Wie war mein Leben?
- Bin ich zufrieden mit dem Verlauf meines Lebens?
- War ich glücklich?
- Habe ich alles getan, was ich tun konnte?
- Habe ich meine Ziele und Visionen erreicht?
- Habe ich mir meine Wünsche erfüllt und meine Träume gelebt?
- usw.

Wie wäre es, wenn Sie sich diese Fragen nicht erst am Ende Ihrer Tage stellen, sondern bereits heute? Am letzten Tag können Sie nichts mehr verändern! Sie können sich lediglich vornehmen, es im nächsten Leben anders zu machen – vorausgesetzt, Sie glauben an Reinkarnation. Wie häufig erlebe ich ältere Menschen, die in Gesprächen sagen: »Hätte ich nur ...«

Möchten Sie irgendwann genau die gleiche Aussage tätigen? Sie haben die Chance, hier und heute Ihr Leben so zu verändern, dass Sie die oben gestellten Fragen mit einem Lächeln auf den Lippen beantworten und dem Schöpfer sagen können: »Ich bin bereit!«

An dieser Stelle möchte ich nicht auf alle oben genannten Fragen eingehen, sondern Ihnen eine weitere stellen, die zu Ihrem ständigen Begleiter werden könnte:

Was sind die drei großen Ziele, die Sie in Ihrem Leben auf jeden Fall erfüllt wissen möchten?

Was sind die »Big 3«, die großen Drei, Ihres Lebens? Früher sagte man: »Eine Familie gründen, ein Haus bauen, einen Baum pflanzen und einen BMW fahren«, oder so ähnlich. Ich glaube, das mit dem BMW war damals anders, und es wären ja auch vier Ziele … Ich habe den BMW jedoch bewusst mit hinzugefügt, weil es völlig in Ordnung ist, auch ein materielles Ziel dabei zu haben.

Meine Big 3 sind folgende:

- Ich lebe ein erfülltes Leben in Wohlstand und gestalte mir meinen Tag so, wie er mir gefällt.
- Ich unterstütze Millionen von Menschen mit meinem Potenzial dabei, ein erfülltes, gesundes und glückliches Leben zu führen.
- Ich lebe und arbeite an den schönsten Plätzen der Erde.

Jetzt sind Sie an der Reihe.

Meine Big 3

Nehmen Sie sich für diese Aufgabe die dafür notwendige Zeit. Legen Sie sich Papier und Stift zurecht oder laden Sie sich auf www.quantum-energy.de im Downloadbereich die Vorlage zu dieser Übung herunter. Gehen Sie in sich, und fragen Sie sich, welche zehn Ziele, Dinge oder Projekte Sie in Ihrem Leben auf jeden Fall erreichen bzw. durchführen wollen. Was ist Ihnen lebenswichtig? Notieren Sie sich diese Punkte, auch wenn es mehr als zehn werden sollten. Haben Sie sich alles notiert, dann schauen Sie noch einmal genau auf Ihre Notizen. Hinterfragen Sie sich ehrlich, ob es tatsächlich alle sind oder ob vielleicht einige zwar nett, jedoch nicht lebenswichtig sind. Streichen Sie die heraus, die nicht zu den Top Zehn zählen. Stellen Sie sich jetzt die Frage, ob diese Punkte tatsächlich Ihre sind oder ob es sich bei einigen um Aspekte handelt, die andere von Ihnen erwarten. Es sollen wirklich nur Ihre sein. Vielfach leben wir Ziele und führen Projekte durch, die gar nicht unsere sind. Diese gehen wir nur an, um anerkannt oder gemocht zu werden. Streichen Sie alle Ziele raus, die nicht Ihre eigenen sind.

Jetzt bewerten Sie Ihre Liste. Was ist das wichtigste Ziel oder Projekt? Erstellen Sie eine Reihenfolge. Spüren Sie am Ende noch einmal genau in sich hinein. So lange, bis die Reihenfolge sich stimmig anfühlt. Nehmen Sie jetzt Ihre Big 3. Sind sie es? Sind das die drei Ziele, bei denen Sie auch in zehn Jahren noch sagen werden: »Ja, das sind meine Big 3!«? Legen Sie sich nun in folgender Weise eine Tabelle an oder laden sich die Vorlage hierfür auf www.quantum-energy.de herunter. Schreiben Sie in die oberste Zeile Ihre drei Ziele hinein. In die Spalte ganz links tragen Sie die Lebensbereiche ein: Gesundheit, Beziehungen/Partnerschaft, Erfolg/Beruf, persönliche Entwicklung/Spiritualität. Vergeben Sie für jedes Ziel in Bezug auf jeden dieser Lebensbereiche jeweils bis zu fünf Punkte. Dabei bedeutet »null Punkte«, dass Sie Ihr Ziel/Projekt in diesem Bereich gar nicht erreichen können, während »fünf Punkte« bedeutet, dass Sie das Ziel/Projekt komplett in diesem Bereich integrieren können. Frei nach dem Motto »Love it, change it or leave it«[49] können Sie nach der Bewertung entscheiden, wie Sie damit umgehen möchten. Haben Sie vier oder fünf Punkte vergeben? Wunderbar! Sie haben weniger oder sogar null Punkte vergeben? Dann überlegen Sie sich, was Sie verändern können, damit die Punktzahl steigt. Oder Sie überlegen sich, wenn es gar nicht passen will, ob Sie das Ziel entweder loslassen bzw. trotz der niedrigen Punktezahl damit so weitermachen wie bisher und es dennoch lieben. Auf jeden Fall ist die Tabelle ein guter Indikator für das Erreichen Ihres Zieles bzw. Projekts.

49 »Liebe es, verändere es oder lasse es los (bzw. verlasse es).«

Tabelle Meine Big 3

Lebensbereich	Ziel 1	Ziel 2	Ziel 3
Gesundheit			
Beziehungen/ Partnerschaft			
Beruf/ Erfolg			
Persönliche Entwicklung/ Spiritualität			

4.10 Ziele definieren

*»Die teuerste Luxusjacht ist wertlos,
wenn der Skipper die Route nicht kennt.«*

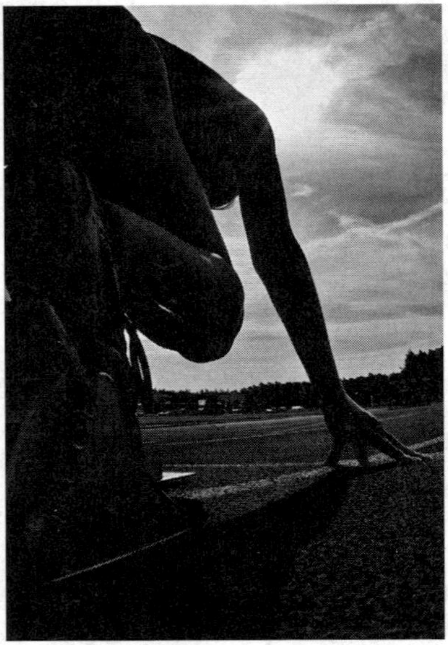

Das Ziel klar vor Augen haben

Erfolgreiche Menschen sind deswegen so erfolgreich, weil sie neben einer Vision auch schriftlich fixierte Ziele haben, die sie klar verfolgen. Das können Sie in fast jedem Erfolgsbuch nachlesen. Haben Sie neben Ihren Big 3 weitere schriftlich fixierte Ziele? Kurz-, mittel- und langfristige Ziele? Und zu allen Lebensbereichen? Wenn nicht, dann schreiben Sie sich auf einem Bogen Papier folgende Fragen auf:[50]

50 Oder laden Sie sich die Vorlage unter www.quantum-energy.de im Downloadbereich herunter.

- Was ist mein Monatsziel in Bezug auf 1. Gesundheit, 2. Beziehungen, 3. Finanzen/Beruf/Erfolg, 4. persönliche Weiterentwicklung/Spiritualität?
- Was ist mein Jahresziel in Bezug auf 1. Gesundheit, 2. Beziehungen, 3. Finanzen/Beruf/Erfolg, 4. persönliche Weiterentwicklung/Spiritualität?
- Was ist mein 5-Jahres-Ziel in Bezug auf 1. Gesundheit, 2. Beziehungen, 3. Finanzen/Beruf/Erfolg, 4. persönliche Weiterentwicklung/Spiritualität?

Verwenden Sie dann für jedes Ziel einen separaten Bogen und notieren Sie sich, was Sie tun werden, um dieses Ziel zu erreichen. Was benötigen Sie, um dieses Ziel zu erreichen? Wen müssen Sie ansprechen? Erstellen Sie dann einen Maßnahmenplan. Während bei der Vision das Wie erst einmal nicht so wichtig gewesen ist, sollten Sie bei Ihren Zielen sehr handlungsorientiert sein.

Selbstverständlich dürfen Sie, um Ihre Ziele leichter erreichen zu können, das Quellbewusstsein mit hinzuziehen:

Zielerreichung vereinfachen

Setzen Sie sich auf einen Stuhl oder legen Sie sich hin. Schließen Sie Ihre Augen. Atmen Sie ein paar Mal tief durch und nehmen Sie wahr, wie Sie sich mit jedem Atemzug mehr und mehr entspannen können. Wenn Sie sich gut entspannt fühlen, visualisieren Sie Ihr Ziel so, als hätten Sie es bereits erreicht. Sehen Sie das erreichte Ziel vor Ihrem inneren Auge. Steigen Sie dann in das Bild hinein, sodass Sie live dabei sind. Fühlen Sie sich im Ziel? Nehmen Sie sich genau wahr. Gehen Sie dann in Ihrem Ziel in das Quellbewusstsein, und sprechen Sie innerlich folgende Wörter aus: »Ziel leicht erreichen.« Bleiben Sie eine Weile im Quellbewusstsein, und spüren Sie dann nach:

Was hat sich verändert? Kommen Sie zum Schluss ganz langsam wieder in Ihr Tagesbewusstsein zurück, und öffnen Sie Ihre Augen.

Seien Sie in der kommenden Zeit aufmerksam für die Impulse, die sich auf Ihrem Weg zum Ziel zeigen. Oftmals ergeben sich die merkwürdigsten Begebenheiten, die Sie auf Ihrem Weg näher an das Ziel heranführen. Schärfen Sie Ihre Wahrnehmung für diese Impulse. In Kapitel 5 erhalten Sie eine Übung, wie Sie Ihre Wahrnehmung für diese Impulse deutlich verstärken können.

In meinem Workshop »Lebe Deine Wahre Größe – JETZT!« führe ich mit den Teilnehmern eine Übung durch, die es ihnen ermöglicht, ein Ziel zu einem anziehenden Ziel werden zu lassen. Diese Übung möchte ich Ihnen auch in diesem Buch aufzeigen.

Kennen Sie die Situation, dass Sie zwar ein Ziel haben, das Sie verfolgen möchten, dass Sie es jedoch irgendwie immer wieder schaffen, etwas anderes zu tun, statt am Ball zu bleiben? Wahrscheinlich hat jeder solche Schwierigkeiten. Die folgende Übung macht ein Ziel äußerst attraktiv und anziehend.

Die magische Anziehungskraft des Ziels

Suchen Sie einen Platz auf, gerne im Freien, der in der Länge mindestens vier Meter misst und über den Sie mit geschlossenen Augen unfallfrei gehen können. Stellen Sie sich so hin, dass dieser freie Platz hinter Ihnen liegt. Schließen Sie dann Ihre Augen. Visualisieren Sie Ihr Ziel so, als hätten Sie es bereits erreicht. Was sehen Sie, wenn Sie Ihr Ziel bereits erreicht haben? Wer ist bei Ihnen? Wo sind Sie? Wie sind Sie gekleidet? Stellen Sie sich alles ganz genau vor. Was hören Sie? Geräusche, Stimmen? Hören Sie sich selbst reden?

Steigen Sie jetzt in das Bild hinein. Sie erleben nun »live«, wie Sie *im* Ziel sind. Wie fühlt es sich an? Wo in Ihrem Körper nehmen Sie es wahr? Fühlen Sie sich so richtig ein, und genießen Sie es.

Wenn Sie ganz im Gefühl sind, stellen Sie sich vor, wie Sie an Ihren beiden Schultern jeweils ein Gummiband befestigen – kein labberiges, sondern ein straffes und dehnungsfähiges Band. Jetzt steigen Sie aus der Situation wieder aus und sehen sich lediglich im Ziel stehen mit den beiden Gummibändern an den Schultern. Befestigen Sie nun die Enden der Gummibänder bildlich an Ihren wirklichen Schultern, sodass Sie über die Gummibänder mit Ihrem Ich im Ziel verbunden sind. Wenn die Bänder gut befestigt sind, gehen Sie ganz vorsichtig und langsam Schritt für Schritt zurück, und nehmen Sie wahr, wie mit jedem Schritt, den Sie zurückgehen, sich das Gummiband mehr und mehr spannt. Gehen Sie soweit zurück, bis das gespannte Band Sie davon abhält, auch nur einen weiteren Schritt zurückgehen zu können. Es kann sein, dass Sie durch die Spannung dann mit nach vorne geneigtem Körper stehen bleiben. Nehmen Sie in dieser Position wahr, wie Sie Ihr Ziel förmlich nach vorne zieht und wortwörtlich immer anziehender wird. Legen Sie jetzt real Ihre Hände auf Ihre Schultern, soweit dies machbar ist, und ankern Sie das anziehende Gefühl in diese Handbewegung. Lösen Sie die Hände wieder von Ihren Schultern, und nehmen Sie noch einen Augenblick die Anziehungskraft des Ziels wahr.

Jetzt gehen Sie wieder in Richtung Ihres Ziels, bis Sie ganz angekommen sind und lösen das Gummiband von Ihren Schultern. Öffnen Sie Ihre Augen, und gehen Sie ein paar Schritte auf und ab. Denken Sie einen Augenblick lang an irgendetwas. Egal, was es ist. Denken Sie zum Abschluss noch einmal an Ihr Ziel: Ist es jetzt anziehend für Sie?

Sollte aus irgendeinem Grund die Anziehung einmal verloren gehen, dann legen Sie Ihre Hände wie eben in der Übung auf Ihre Schultern, und lösen Sie Ihren Anker aus. Die Anziehung wird wieder vorhanden sein.

4.11 Aktivieren von Potenzialen, die für das Erreichen Ihrer Vision und Ihrer Ziele notwendig sind

»Tauche tief hinab in das Meer deines Selbst, o Suchender, um dort den größten Schatz zu bergen, den es gibt: Dich!«

Immer wieder stelle ich fest, dass die meisten Menschen gar nicht um die Potenziale wissen, die sie in sich tragen. Wir nutzen in unserem Alltag gerade einmal vier bis fünf Prozent unseres Potenzials.[51] Doch mithilfe des Quellbewusstseins sind wir in der Lage, das brachliegende Potenzial zu aktivieren. Und dadurch, dass wir über das einheitliche Feld mit allem verbunden sind, sind wir sogar in der Lage, uns das Potenzial anderer Menschen anzueignen. Wenn wir uns also tatsächlich erlauben, das Universum als ein großes Kaufhaus anzusehen, dann können wir uns aus allen Regalen genau das heraussuchen, was wir gerade benötigen. In dem Film *The Secret – Das Geheimnis* wird diese Möglichkeit bildlich mit Aladins Wunderlampe verglichen.[52] Wir bitten den Geist in der Lampe, uns unsere Potenziale zur Verfügung zu stellen, und der Geist sagt: »Dein Wunsch ist mir Befehl!« So einfach soll das gehen? Ja, genauso einfach ist es.

51 Siehe Kapitel 1.3

52 DVD *The Secret – Das Geheimnis*, Arkana Verlag 2007

Das Leben ist generell leicht. Wir haben nur nie gelernt, es so leicht zu nehmen. Deshalb neigen wir dazu, uns das Leben unendlich schwer zu machen.

Als Erstes möchte ich Ihnen aufzeigen, wie Sie Ihr bisher ungenutztes Potenzial freilegen können.

Das eigene brachliegende Potenzial freilegen

Welche Potenziale und Fähigkeiten benötigen Sie, um Ihre Vision zu realisieren bzw. Ihre Ziele zu erreichen? Erstellen Sie sich eine Liste. Notieren Sie alle Fähigkeiten, die es Ihrer Meinung nach dazu braucht. Testen Sie anschließend kinesiologisch, welches Potenzial Sie tatsächlich jetzt gerade benötigen.[53] Stellen Sie sich hierzu die Frage: »Benötige ich X (setzen Sie für »X« das Potenzial bzw. die Fähigkeit ein), um mein Ziel/meine Vision zu erreichen?« Gehen Ihre Finger schwer auseinander, sind Sie dem richtigen Potenzial auf der Spur. Lassen sie sich leicht trennen, dann ist vielleicht der Wunsch da, doch keine Notwendigkeit.

Stellen Sie sich dann vor Ihr Bett oder vor einen Sessel, damit Sie im Fall der Fälle weich nach hinten fallen können. Sollte es sein, dass Sie während der Übung das Gefühl haben, nach hinten gezogen zu werden oder dass Ihre Knie weich werden, dann lassen Sie sich ruhig fallen. Selbst wenn Sie noch mitten in der Übung sind. Das ist völlig in Ordnung. In meinen Seminaren ist es schon des Öfteren passiert, dass Teilnehmer umgefallen sind, noch bevor ich überhaupt begonnen habe. In dem Moment reichte es schon aus, allein an das Resultat zu denken. Der Impuls ließ die sich aufbauende Energiewelle kollabieren, was dazu führte, dass das System des Teilnehmers sich reorganisierte und die verhedderten Informationen

53 Die Übung hierzu finden Sie in Kapitel 1.7.

wieder in ihre ursprüngliche Position wanderten. Gleiches wird Ihnen auch passieren. Ganz egal, ob Sie umfallen oder nicht. Das Umfallen ist lediglich ein mögliches Ergebnis des Wiederherstellens der Ur-Matrix.[54]

Denken Sie jetzt an das Potenzial, das Sie freilegen möchten (z. B. Mut, Gelassenheit, innerer Frieden, Kraft usw.). Legen Sie eine Hand an eine Stelle Ihres Körpers, die Ihnen intuitiv einfällt oder wo Sie das Gefühl haben, dass die Hand dort jetzt gerade hingehört. Mit Ihrer anderen Hand tasten Sie vor sich oder seitlich in Ihrem Energiefeld und erspüren, wo das Potenzial vorhanden ist. Dieses befindet sich bereits *in* Ihrem Energiefeld. Es kann sein, dass Sie ein leichtes Kribbeln verspüren oder auf einmal irgendetwas anders ist als vorher. Vielleicht sagt Ihnen Ihre innere Stimme, wo die richtige Stelle im Feld ist. Es kann auch sein, dass plötzlich Ihre Knie weich werden und Sie das Gefühl haben, nach hinten gezogen zu werden. Geben Sie dann diesem Impuls nach. In diesem Moment nehmen Sie einfach nur Ihre beiden Hände wahr. Wahrscheinlich spüren Sie in diesem Moment auch das Quellbewusstsein. Dieses stellt sich automatisch ein. Denken Sie kurz: »Potenzial freilegen«, und genießen Sie den Moment.

Nehmen Sie wahr, was passiert. Wenn Sie umgefallen sind, bleiben Sie einen Moment liegen. Wenn Sie das Gefühl haben, dass noch nicht genug freigelegt wurde (vertrauen Sie hierbei Ihrer inneren Stimme), dann wiederholen Sie die Übung noch ein paar Mal. Wiederholen Sie die Übung auch alle paar Tage erneut.

54 Siehe hierzu Kapitel 1

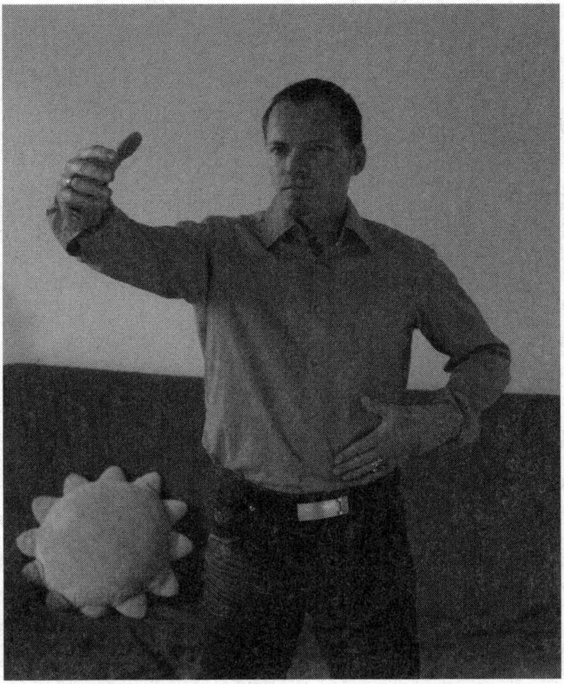

Das Potenzial im Feld erfühlen

Willkommen im Quantenbewusstsein: Der Effekt dieser Übung beruht auf dem Prinzip der Verschränkung. Sie verschränken die Energie der einen Hand mit der der anderen. Dadurch kollabiert die Welle, und es kann sehr gut sein, dass der Körper darauf mit Umfallen reagiert.

Meine Seminarteilnehmer lieben es, immer wieder »umzufallen«. Ein schöner Nebeneffekt ist, dass der Kontrollzwang sich ein wenig löst, denn wenn Sie fallen, gibt es keine Möglichkeit der Kontrolle mehr. Es sei denn, Sie zwingen sich, stehen zu bleiben.

4.12 Die klare Ausrichtung

»Zücke dein Schwert, o Krieger,
und richte seine Spitze auf deinen Weg.«

Häufig erlebe ich Menschen, die sehr kreativ sind und viele Ideen haben, denen jedoch eine Struktur fehlt, die klare Ausrichtung. Ich komme gerade von einem Workshop heim, der auch mir ganz klar die Notwendigkeit verdeutlichte, über all meinen Projekten die Ausrichtung nicht zu verlieren. Es geht wieder einmal um den Fokus bzw. darum, den Fokus darauf zu richten, wo die meiste Energie liegt. Dazu ein Beispiel aus meinem Leben:

Als ich mich 2009 entschloss, die Wirtschaftskrise zum Anlass zu nehmen, meine privaten Seminare weiter auszubauen, richtete ich mich ganz klar darauf aus. Das Ergebnis war, dass mein erster Workshop »Lebe Deine Wahre Größe – JETZT!« innerhalb weniger Wochen mit 42 Teilnehmern komplett ausgebucht war. Ich war hellauf begeistert, gab weiterhin alle Energie hinein, sodass auch die nächsten Workshops ausgebucht waren. Dies zeigte mir, dass eine klare Ausrichtung eindeutig zum Erfolg führt. Das lässt sich dadurch erklären, dass die Energie der Aufmerksamkeit folgt.

Ähnliches ergab sich bei der Vision von meiner Frau und mir, ab Ende 2011 unseren Traum zu verwirklichen: unser Wirkungsfeld dahin zu verlegen, wo das Paradies ist – in unserem Fall nach Bali. Wir werden ab 2012 unser Leben zu einem Großteil des Jahres auf der »Insel der Götter«, wie sie im Volksmund bezeichnet wird, verbringen. Die Geschichte dazu ist folgende:

Im März des Jahres 2010 verbrachten wir unseren Urlaub auf Bali. In dem Wissen, dass wir dorthin auswandern wollten, knüpfte ich über das

Netzwerk »Xing«[55] Kontakte zu Deutschen, die auf Bali leben. Von zehn Personen, die ich anschrieb, antworteten mir fünf. Auch schauten wir im Vorfeld, wo wir gegebenenfalls leben könnten und wo es geeignete Räumlichkeiten für unsere Seminare gäbe. Ausgestattet mit der Klarheit über unsere Vision und den ersten Kontakten machten wir uns nach Bali auf. Das Gesetz der Resonanz übernahm den Rest. Kaum auf der Insel angekommen, ergaben sich die besten Kontakte, die wir uns nur wünschen konnten. Wir lernten einen Unternehmer kennen, der jeden Sonntag einen Brunch für Deutsche auf Bali veranstaltete, und über den wir weitere wichtige Personen kennenlernten. Wir fanden wunderschöne Räumlichkeiten für unsere Seminare. Und am letzten Tag trafen wir einen Makler, der uns unser Traumhaus mit Pool und direkter Strandlage zeigte. Er bot es uns zu einem Preis an, der ein Zehntel dessen betrug, was wir hier in Deutschland zahlen würden. Wir kamen aus dem Staunen nicht mehr heraus. Als der Makler auch noch sagte, dass er uns dieses Haus bis Ende 2011 freihalten würde, fiel mir glatt die Kinnlade herunter. Das Wunder war perfekt, nur weil wir eine glasklare Vision hatten, auf die wir uns – vorbereitet – ausgerichtet hatten. Wie viele Menschen haben eine ähnliche Vision vom Auswandern und erleben eine Bruchlandung, weil sie entweder aufgrund der negativen Aussagen anderer gar nicht erst losziehen bzw. weil sie einfach drauflos marschiert sind, ohne ihren Impulsen zu folgen und sich strukturiert vorzubereiten.

Wenn Sie also eine Vision haben, dann nutzen Sie die Möglichkeiten, die Ihnen die Welt bietet. Nutzen Sie die Weisheiten des Quantenbewusstseins. Und hören Sie auf Ihre innere Stimme. Blinder Aktionismus hat noch keiner Vision zum Ziel verholfen.

Zurück zu meinen Seminaren. Meine Ausrichtung führte dazu, dass meine Seminare voll waren. Doch was passierte noch? Diese Ausrichtung

55 Xing ist eines von Europas größten Internet-Business-Netzwerken: www.xing.de

führte dazu, dass die Energie von allen anderen Projekten abgezogen wurde. All meine Businessaufträge gingen von jetzt auf gleich auf null zurück. Darüber war ich mir in dem Moment nicht im Klaren. Ich schob dieses Ergebnis anfänglich der Wirtschaftskrise zu, wurde mir jedoch später bewusst, dass es mit meiner Ausrichtung zutun hatte.

Richten Sie also Ihre volle Aufmerksamkeit auf eine Sache oder ein Projekt, so wird die Energie bei den anderen deutlich schwächer. Und es passiert dort entsprechend weniger oder, wie in meinem Fall, gar nichts mehr. Was, glauben Sie, geschieht bei den Menschen, die mehrere Projekte gleichzeitig jonglieren? Sie haben Ihre gesamte Energie auf die verschiedenen Projekte verteilt. Somit laufen alle Projekte mittelprächtig. Das ist nachvollziehbar und einer der Gründe dafür, warum Erfolgstrainer dazu raten, sich auf eine Sache zu fokussieren und dort Experte zu werden. Trainer, die einen Bauchladen anbieten, werden nirgendwo richtig gut sein können – im Gegensatz zu den Experten, die alles zu einem Thema wissen.

Wie schaffen Sie es jetzt, Ihre Energie zu bündeln? Hier kommt eine Übung, die es Ihnen deutlich vereinfacht:

Die klare Ausrichtung

Überlegen Sie sich, auf welches Projekt bzw. Ziel Sie in Zukunft Ihre Aufmerksamkeit fokussieren wollen. Stellen Sie sich an einen Platz, wo Sie Ihre Arme ausbreiten können. Schließen Sie Ihre Augen. Nehmen Sie einfach einige Zeit lang wahr, wie Sie dort stehen. Konzentrieren Sie sich dann auf Ihre Energie, die um Ihren Körper herum ist. Es kann sein, dass Sie sie einfach nur wahrnehmen. Vielleicht sehen Sie diese auch in einer bestimmten Farbe, ähnlich wie die Aura des Menschen. Ganz gleich wie es ist, nehmen Sie sie wahr. Es kann sein, dass es einen Moment dauert. Irgendwann nehmen

Sie die Energie rund um Ihren Körper wahr. Jetzt visualisieren Sie Ihr Projekt bzw. Ziel eine Armlänge vor Ihren Augen. Das gelingt am einfachsten, wenn Sie diesem ein Symbol zuordnen und sich das Symbol vorstellen. Nehmen Sie Ihre ausgestreckten Arme so weit wie möglich auf Schulterhöhe nach hinten. Mit den Handinnenflächen nach Außen kommen Sie noch weiter nach hinten. Führen Sie dann Ihre gestreckten Arme auf Schulterhöhe nach vorne und »schaufeln« Sie so Ihre Energie vor sich, bis beide Arme parallel zueinander vor Ihnen ausgestreckt sind. Jetzt befindet sich alle Energie gebündelt zwischen Ihren Armen und ist somit ähnlich einem Laserstrahl auf Ihr Projekt gerichtet. Lassen Sie nun aus Ihrem Solarplexus und aus Ihrem Herzen die Solarplexus- bzw. Herzensenergie in Form von Licht in diesen »Laserstrahl« einfließen, sodass er um beide Energien verstärkt wird. Sprechen Sie innerlich die Wörter »Energie fließt kraftvoll« aus. Ihr Fokus ist nun glasklar über den »Laserstrahl« auf Ihr Projekt bzw. Ziel ausgerichtet.

Nehmen Sie wahr, was passiert. Es kann sein, dass Sie viel spüren – es kann auch sein, dass Sie gar nichts fühlen. Egal wie es ist, es ist gut so. Lassen Sie dann Ihr Bild los, öffnen Sie Ihre Augen, und freuen Sie sich über das, was gerade passiert ist. Jetzt dürfen Sie den Rest dem Gesetz der Resonanz überlassen.

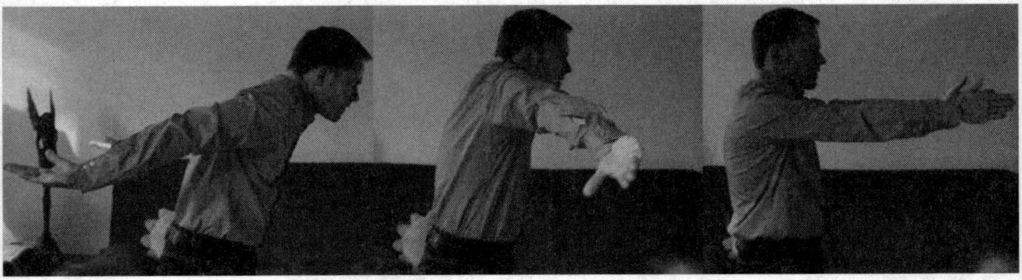

Die Energie bündeln und auf das Ziel ausrichten

Immer, wenn Sie das Gefühl haben, Ihre Ausrichtung zu verlieren, können Sie diese Übung wiederholen und somit Licht und Information auf Ihr Ziel übertragen. Wichtig ist, dass Sie im Nachhinein auf die Impulse achten, die sich in Ihrem Leben in Bezug auf Ihr Projekt oder Ziel ergeben. Wenn Sie klar darauf ausgerichtet sind, ergeben sich immer wieder diese sogenannten »Zufälle«, die Ihnen zufallen und Sie einen Schritt weiter bringen. Öffnen Sie Ihre Wahrnehmung dafür, und lauschen Sie Ihrer Intuition. Häufig überhören wir diese Impulse. Werden Sie also hellhörig. Im Kapitel »Quantum Energy Spirit« finden Sie eine Übung, die Ihre Wahrnehmung für diese Impulse verbessert.

4.13 Stärken stärken – Der Weg zur Berufung

»Wenn der Beruf zur Berufung wird,
gibt es nur noch bezahlten Urlaub.«

Deutschland ist ein Land der Sicherheitsdenker. Das liegt an unserer Vergangenheit. Leider hat dieser Umstand, vermute ich, dazu geführt, dass wir in unserem Zyklus des Lernens etwas grundlegend falsch verstanden haben. Von unseren Eltern und vor allem in der Schule lernen wir, das zu verbessern, was wir nicht so gut können. Es gibt Nachhilfeunterricht für Kinder, die in einem Fach nicht so gut sind. In Klassenarbeiten werden alle Fehler rot markiert. Unser Gesellschaftssystem legt den Blick auf das, was nicht so gut funktioniert, und arbeitet daran, diese Schwächen auszugleichen. Sicherlich können Sie sich noch allzu gut daran erinnern, wie aufwendig und schwierig dieses Ausgleichen damals für Sie war. Merkwürdigerweise wird das bei hochbegabten Kindern anders gemacht. Bei ihnen wird die Hochbegabung besonders gefördert. Weshalb nur bei den Hochbegabten? Sie haben in diesem Buch inzwischen einiges zum Thema »Fokus« gelesen. Was passiert also, wenn wir unsere Aufmerksamkeit auf unsere Schwächen lenken, um diese auszumerzen? Richtig, sie werden stärker. Das ist der Grund dafür, weshalb es auch so anstrengend ist, diese Schwäche zu verbessern bzw. auszugleichen. Was würde passieren, wenn wir uns wie die Hochbegabten behandeln und uns gestatten würden, uns lediglich auf die Stärken und die Talente zu konzentrieren? Natürlich würden diese dann immer besser.

Das Prinzip »Stärken stärken« ist sicherlich nicht neu. Und dennoch nutzen es nur die wenigsten. Wenden Sie es auch in Ihrem Leben an. Die erfolgreichsten Menschen sind deshalb so erfolgreich, weil sie sich lediglich auf ihre Talente konzentrieren und diese immer weiter ausbauen. Michael Schumacher war in vielen Sportarten gut, doch in der Formel 1 liegt sein besonderes Talent. Das führte ihn in der Vergangenheit immer wieder dazu, als Sieger aus dem Rennen hervorzugehen.

Was sind Ihre besonderen Talente? Was können Sie ganz besonders gut und deutlich besser als andere? Was geht Ihnen ganz leicht von der Hand? Bauen Sie dieses Talent weiter aus, und machen Sie – wenn Sie mutig genug dafür sind – Ihren Beruf daraus. Wenn Sie sich das erlauben und zutrauen, dann wird aus Ihrem Beruf sehr schnell Ihre Berufung.

Wenn Sie Ihren Talenten folgen und in Ihrer Berufung landen, dann kommt Ihnen jeder Tag wie bezahlter Urlaub vor. Dann wird es irgendwann keinen Unterschied mehr zwischen Beruf und Freizeit geben. Sie werden jeden Tag mit Freude starten und in Ihrer Arbeit aufgehen wie eine Rose, die als Knospe schon eifrig darauf wartet, der Welt endlich ihre volle Pracht zeigen zu können.

Ich lebe meine Berufung seit einiger Zeit, habe mich getraut, nur noch das zu tun, was mir Freude bereitet. Sonst hätte ich mir nicht den Luxus erlauben können, tage- und wochenlang an diesem Buch zu schreiben, und Sie würden es heute nicht in Ihren Händen halten. Eines kann ich Ihnen versichern: Leichter kann man sein Geld gar nicht verdienen als in seiner Berufung, denn Sie machen sozusagen jeden Tag bezahlten Urlaub.

Ihnen fehlt der Mut dafür? Sie haben in diesem Buch viele Übungen kennengelernt, die es Ihnen ermöglichen, all das zu integrieren bzw. zu transformieren, was Sie daran hindert, diesen Weg zu gehen. Handeln Sie! Und egal, wie Sie sich entscheiden, die Entscheidung ist immer richtig. Für den Moment. Selbst, wenn Sie sich nicht entscheiden.

4.14 Blockaden in Bezug auf Erfolg transformieren

> *»Denke, was undenkbar ist, und tue, was unmöglich erscheint.*
> *Dein Erfolg wird unaufhaltsam sein.«*

Was haben Sie über Erfolg gelernt? Was haben Sie darüber gelernt, wie »man« sein Geld zu verdienen hat? Wie ist Erfolg bei Ihnen definiert? Gilt bei Ihnen der Mythos Erfolg, wie ich ihn in Kapitel 4.2 beschrieben habe? Wie haben Ihnen Ihre Eltern Erfolg vorgelebt? Was haben die Medien dazu beigetragen? Gleicht Ihr Erfolgsleben einem Kampf? Wie sind Sie geprägt in Bezug auf den Erfolg? Sie brauchen sich nur Ihre Vergangenheit anzuschauen, um zu sehen, wie Ihre Prägung aussieht.

Wenn Sie Ihre behindernden Glaubenssätze und -muster verändern möchten, dann können Sie dies mit der Übung »Überzeugungen verändern« aus Kapitel 2.4 durchführen. Verändern Sie Ihre Überzeugungen, und Sie verändern Ihr Leben.

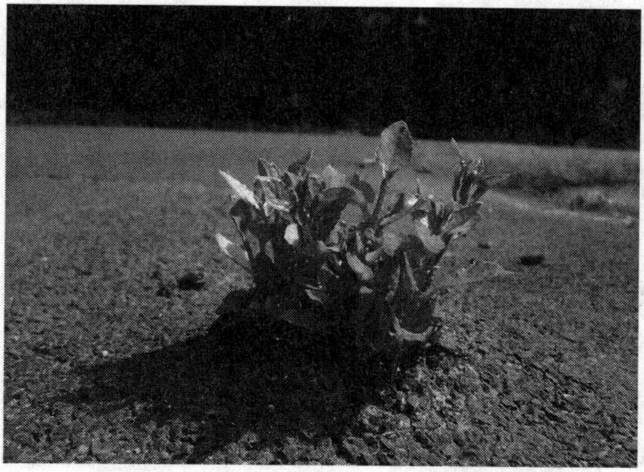

Alles ist möglich.

Die folgende Übung gibt Ihnen eine weitere Möglichkeit, Blockaden und Hindernisse auf dem Weg zum Erfolg zu verwandeln bzw. zu beseitigen. Doch bevor Sie an die Veränderung gehen, stellen Sie sich die Frage, wozu die Blockaden da sind und auf was Sie diese hinweisen möchten. Seien Sie neugierig, und lernen Sie mehr und mehr, sich zu verstehen. Alles hat seinen Grund, so auch Ihre Blockaden beim Thema »Erfolg«.

Blockaden transformieren durch die eigene Schöpferkraft

Eine Möglichkeit, die Blockaden und Hindernisse zu transformieren, ist, die eigene Schöpferkraft zur Hilfe zu nehmen. Machen Sie es sich bequem, und schließen Sie Ihre Augen. Nehmen Sie sich – wie schon in vielen anderen Übungen – ganz wahr, so wie Sie gerade stehen, sitzen oder liegen. Achten Sie dann auf Ihren Atem, wie er kommt und wieder geht, und lassen Sie sich über Ihren Atem in einen entspannten Zustand gleiten. Spüren Sie, wie der Alltag von Ihnen mehr und mehr abfallen kann, die Schultern sich entspannen und schlapp herunterhängen und auch der restliche Körper schwerer und schwerer wird.

Wenn Sie sich ganz entspannt fühlen und der Verstand ruhiger und ruhiger geworden ist, nehmen Sie Kontakt zu Ihrer Blockade auf. Visualisieren Sie diese so, dass sie klar vor Ihrem Auge sichtbar wird. Nehmen Sie dann die Kraft wahr, die Ihre Blockade ausstrahlt, die Macht, die sie über Sie hat.

Nun erinnern Sie sich daran, dass Gott Sie nach seinem Ebenbild erschaffen hat. Stellen sich vor, wie Sie vollständig in Ihre Schöpferkraft gehen. Nehmen Sie sich die dafür notwendige Zeit, und bauen Sie die Kraft mehr und mehr auf. Sie sind Schöpfer, Sie sind großartig und kraftvoll. Spüren Sie, wie immer mehr Kraft in Ihren Körper fließt, als würde all die Kraft, die bisher in Ihrem Energiefeld geschlafen hat, mit einem Male wach und in Ihren Körper gezogen werden. Nehmen Sie Ihre ganze Macht wahr. Die Zellen werden durchflutet von Ihrer Kraft, Ihrer Energie.

(Sollte aus irgendeinem Grunde die Kraft nicht anwachsen, nehmen Sie Kontakt zu Ihrem Solarplexus auf, und lassen Sie seine Energie in Form eines gelben Lichts herausfließen, bis Ihr ganzer Körper in dieses gelbe Licht eingehüllt ist. Können Sie jetzt die Kraft spüren?)

Wenn Ihre Zellen aufgetankt sind, lassen Sie die Blockade wieder vor Ihrem inneren Auge auftauchen. Es kann sein, dass Ihnen dies jetzt bereits schwerfällt. Erscheint sie dennoch, nutzen Sie Ihre Schöpferkraft, und lassen Sie mit dieser das Bild der Blockade verblassen, so wie durch die Kraft der Sonne eine Wolke immer dünner und feiner wird, bis sie irgendwann völlig verschwindet. Wenn das Bild der Blockade verschwunden ist, nehmen Sie sich die nächste Blockade vor, sollte es noch weitere geben. Nutzen Sie Ihre Macht, um in Ihrer Welt des Erfolges einen strahlend blauen Himmel zu erschaffen.

Wenn alle Blockaden transformiert wurden, konzentrieren Sie sich erneut auf Ihren Atem, wie er kommt und wieder geht. Kommen Sie über Ihren Atem wieder ganz ins Hier und Jetzt zurück, und öffnen Sie dann Ihre Augen.

Können Sie Ihre Schöpferkraft noch spüren? Machen Sie jetzt den Selbsttest. Stellen Sie sich noch einmal Ihre Blockaden vor. Sind Sie noch da, haben sie noch Kraft? Wenn ja, dann wiederholen Sie die Übung. Testen Sie in einigen Tagen erneut. Es gibt zwei Möglichkeiten. Erstens, Sie finden kein Bild bzw. keine Resonanz mehr. Zweitens, die Resonanz ist noch da, dann kann es sein, dass Ihr Unterbewusstsein so machtvoll war, sich die Blockade wiederzuholen. Wenn das so ist, führen Sie die Übung 30 Tage lang jeden Morgen nach dem Aufwachen und jeden Abend vor dem Schlafengehen einmal durch. Somit ist gewährleistet, dass nicht nur die Ur-Matrix wiederhergestellt ist, sondern gleichzeitig auch neue, dauerhafte neuronale Netzwerke entstehen dürfen.

4.15 Transformieren tief greifender Verhaltensmuster in Bezug auf Erfolg

»Erfolg ist menschlich.«

Wie schon in den Kapiteln Quantum Energy Healing und Quantum Energy Relations gibt es auch beim Thema »Erfolg« sehr tief greifende Muster, die in der Zellstruktur ihren festen Platz haben. Weil die Vorgehensweise der von Quantum Energy Healing gleicht, verweise ich gerne auf die Übung in Kapitel 2.5. Ändern Sie lediglich das Thema ab, und führen Sie die Übung dann entsprechend durch. Sie werden im Anschluss feststellen, dass sich einiges verändert hat.

4.16 Reichtum auf allen Ebenen erfahren

»Das Problem der Armen ist nicht das fehlende Geld.
Selbst als Millionär wären sie immer noch arm,
solange sie innerlich verkümmert sind.«

Abschließen möchte ich dieses Kapitel mit einem weiteren Mythos, dem Reichtum. Es ist schon spannend zu sehen, wie wir dem lieben Geld hinterherlaufen. Dies ist ein Phänomen aller Industriegesellschaften, der sogenannten Ersten Welt. Wir sind so sehr auf Materialismus ausgelegt, dass das Geld einen der höchsten Stellenwerte einnimmt. Bei Urvölkern, wie beispielsweise den Aborigines, spielt Geld gar keine Rolle. Wie viel Macht verleihen wir diesem Zahlungsmittel und wie viel Zeit unseres Lebens verbringen wir damit, dem Geld nachzujagen, um es dann wieder auszugeben? Ich möchte hier jetzt nicht tiefer in das Thema einsteigen, weil es den Rahmen des Buches eindeutig sprengen würde. Ich möchte Sie lediglich dazu animieren, sich einmal darüber bewusst zu werden, wie stark Sie das Geld beeinflusst.

In Kapitel 4.4 bin ich bereits darauf eingegangen, wie Sie, bevor Sie zu äußerem Reichtum gelangen, erst einmal zu innerem Reichtum kommen können. In diesem Kapitel geht es jetzt darum, herauszuarbeiten, wie Sie Ihren Geldfluss deutlich erhöhen können. Beginnen möchte ich mit dem, was Sie davon abhält, viel Geld zu verdienen. Immer wieder begegnen mir Menschen, die schon unendlich viele Dinge probiert haben, doch immer nur gerade so viel Geld haben, dass sie überleben können. Auch habe ich in meinen Coachings Menschen, die es schaffen, »Reichtum«[56] aufzubauen. Doch so wie das Geld hereingeflossen ist, fließt es auf der anderen Seite wieder heraus. Und das nicht, weil diejenigen sich etwas Schönes gekauft haben, sondern weil entweder eine Rechnung hereingeflattert ist, das Finanzamt angeklopft hat oder das Auto nach einem Schaden repariert werden muss. Diese Menschen können tun und lassen, was sie wollen. Das durch die Vordertür eintretende Geld geht direkt durch die Hintertür wieder hinaus. Da bringt es auch nichts, die Hintertür abzuschließen. Kennen Sie diese Situation aus Ihrem eigenen Leben bzw. von Ihnen bekannten Menschen?

Frage ich dann diese Personen, ob sie denn kein Geld haben wollen, so verneinen sie dieses strikt und wollen ganz im Gegenteil endlich einmal in der finanziellen Fülle sein. Das, was ich ihnen dann mitteile, wollen die meisten jedoch nicht hören, geschweige denn glauben. Ich sage ihnen, dass ihre Aussagen nicht stimmen. In dem Moment sehe ich nur noch Fragezeichen auf den Gesichtern meiner Klienten, was ich nachvollziehen kann. Ich glaube ihnen gerne, dass sie auf der bewussten Ebene Reichtum haben möchten, doch lehnen sie auf der unbewussten Ebene das Geld ab. So trickreich ist wieder einmal unser Verstand. Wir sagen Ja und dennoch Nein. Woran kann es jetzt liegen, dass Sie unterbewusst das Geld ablehnen? Das lässt sich mit einigen Fragen sehr schnell herausbekommen.

1. Was haben Sie über Geld gelernt?
2. Was haben Sie über reiche Menschen gelernt?
3. Wie war der Mangel bei Ihren Eltern verankert?
4. Wie haben Ihre Eltern bzw. diejenigen, die Sie damals erzogen haben, über Geld bzw. reiche Menschen gesprochen und gedacht?

56 Reichtum bedeutet für einige Menschen bereits, 1000 Euro auf dem Konto zu haben.

In meinem Workshop »Der Masterplan« erarbeite ich mit meinen Teilnehmern eine Strategie, wie sie das, was sie sich wünschen, auch in ihr Leben holen. Darin schauen wir uns unter anderem die Überzeugungen an, die die Teilnehmer über Geld und reiche Menschen haben. Ich möchte Ihnen hier einmal verschiedene vorstellen:

- Geld ist die Wurzel allen Übels.
- Geld wächst nicht auf Bäumen.
- Geld hat etwas Dreckiges, Schlechtes an sich – wie die Leute, die viel davon haben.
- Geld stinkt.
- Die Reichen werden immer reicher, die Armen immer ärmer.
- Reichen kann man nicht trauen.
- Reiche haben ihr Geld meistens auf illegalem Wege erworben.
- Reiche haben andere unterdrückt, um an ihr Geld zu kommen.
- Geld verdirbt den Charakter.
- Manche Leute sind geschäftstüchtig, manche nicht.
- Man kann nicht viel Geld verdienen und gleichzeitig spirituell sein.
- Spare in der Zeit, dann hast du in der Not.
- Man muss für schlechte Zeiten sparen.
- Man muss härter arbeiten, um mehr zu verdienen.
- Man muss sich sein Geld im Schweiße seines Angesichts erarbeiten.
- Man kann nicht alles haben.
- Das Leben ist ein Kampf.
- Man muss sich sein Geld *verdienen*.
- Alles hat seinen Preis.
- Von nichts kommt nichts.
- Geld macht nicht glücklich.
- Das können wir uns nicht leisten.

Kennen Sie einige davon? Wahrscheinlich sogar viele. Glauben Sie, dass Sie mit solchen Überzeugungen in der Lage sind, das große Geld zu verdienen? Wohl kaum! Ich möchte hier ein paar dieser Überzeugungen herausgreifen:

- Wenn Sie gelernt haben, dass Geld die Wurzel allen Übels ist, wie gut ist es dann wohl für Ihr Unterbewusstsein, Geld zu haben?
- Wenn Geld nicht glücklich macht, wozu ist es dann für Ihr Unterbewusstsein wichtig, Geld zu haben?
- Wenn man sein Geld *verdienen* muss, wie hart müssen Sie dann wohl dafür arbeiten, um auch nur ein bisschen davon zu erhalten?
- Wenn man Reichen nicht trauen kann, weil sie ihr Geld illegal erworben haben und sie dafür andere unterdrücken mussten, was würde passieren, wenn Sie selbst reich sind? Natürlich, Sie würden genauso handeln. Glauben Sie, Ihr Unterbewusstsein möchte das?
- Wenn Sie in der Zeit sparen, um in der Not zu haben, wofür sparen Sie dann? Selbstverständlich für die Not. Also arbeiten Sie mit jedem verdienten Geld daran, noch mehr Not zu haben.

Können Sie jetzt nachvollziehen, warum Sie sich anstrengen können, wie Sie wollen? Mit solchen Überzeugungen können Sie auf keinen grünen Zweig kommen. Reiche Menschen haben andere Glaubensmuster. Für sie ist es völlig selbstverständlich, reich zu sein. Donald Trump, einer der reichsten Menschen in der Welt, verlor einmal aufgrund eines Fehlers fast sein ganzes Geld. Innerhalb von nur zwei Jahren hatte er alles wieder. Und wir sprechen hier nicht von einigen Millionen. Sie können an diese Zahl noch einige Nullen anfügen.

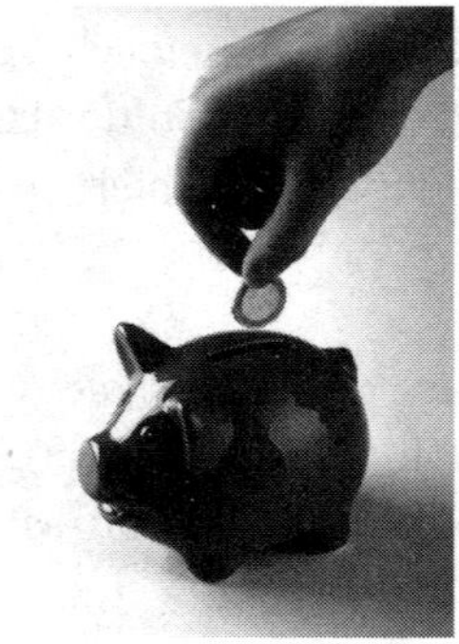

Spare in der Zeit, dann hast du in der Not.

Einer meiner Lehrer sagte einmal folgendes: »Es gibt zwei Gruppen von reichen Menschen: erstens diejenigen, die ihr Geld geerbt oder gewonnen haben, und zweitens diejenigen, die es sich erarbeitet haben. Diese beiden Gruppen unterscheiden sich sehr stark voneinander: Denjenigen, der sein Geld erarbeitet hat, könnten Sie irgendwo nackt und ohne Habe aussetzen. Er würde innerhalb kürzester Zeit wieder genauso reich werden. Einer aus der anderen Gruppe würde direkt erfrieren oder verhungern.«

Das ist nachvollziehbar, denn er hat ja gar keine Ahnung, wie er sein Geld erwirtschaften soll. Es ist statistisch erwiesen, dass die meisten Lottomillionäre nach ca. fünf Jahren weniger Geld als vorher besitzen und oftmals sogar verschuldet sind. Die andere Gruppe reicher Menschen erinnert sich sehr gut daran, mit welcher Strategie sie zu Geld gekommen ist. Lesen Sie die Biografien solcher Menschen, lassen Sie sich von ihnen inspirieren, und finden Sie dann Ihre eigene Strategie. Gerade in der heutigen Zeit stehen die Chancen so hoch wie nie zuvor, reich zu werden. Vorausgesetzt, Sie ändern Ihre Überzeugungen, lernen von den Besten und haben überhaupt ein Interesse daran, reich zu werden.

Für all die Sparfüchse unter Ihnen möchte ich einen Tipp von den Reichtumstrainern dieser Welt geben: Geld ist nicht zum Horten da. Geld wird dann mehr, wenn es im Fluss ist. Deswegen heißt es auch Geld*fluss*.

Wie Sie Ihre Überzeugungen verändern können, wissen Sie bereits. Wenn Ängste bezüglich Geld vorhanden sind, nutzen Sie die Übung zur Befreiung von Ängsten, um diese zu transformieren.

Doch wie können Sie Ihren Geldfluss erhöhen? Dazu stelle ich Ihnen gerne verschiedene Übungen vor, die Sie jedoch erst dann durchführen sollten, wenn Sie sich sicher sein können, dass Sie Ihre Glaubensmuster und Ängste verändert haben. Ansonsten wird Ihr Geldfluss weiterhin ein Rinnsal bleiben.

Den Geldfluss von Unrat befreien

Setzen Sie sich auf die Bett- oder Sofakante, damit Sie sich später gemütlich nach hinten fallen lassen können. Natürlich können Sie diese Übung auch wieder im Stehen durchführen, doch möchte ich Ihnen gerne ein paar Variationen aufzeigen. Schließen Sie Ihre Augen, und visualisieren Sie Ihren Geldfluss. Wie stellt er sich da? Wie nehmen Sie ihn wahr? Schauen Sie ganz genau hin: Haben vielleicht irgendwelche Biber einen Staudamm gebaut, sodass der Fluss blockiert ist? Dann danken Sie den Bibern für ihre tolle Arbeit, und siedeln Sie sie um. Greifen Sie anschließend in Ihr Energiefeld, und reißen Sie den Staudamm ein, damit der Fluss wieder frei fließen kann. Liegen im Fluss dicke Felsbrocken, die den Strom verlangsamen? Dann nehmen Sie diese aus dem Fluss heraus. Sind die Steine zu schwer, dann erinnern Sie sich an Ihre Macht, und nehmen Sie diese mit hinzu. Ist der Fluss voller Morast und Klärschlamm, dann entfernen Sie diesen. Ist das Flussbett nur so schmal wie ein kleiner Bach, dann greifen Sie hinein und verbreitern ihn, damit der kommende Fluss keine Überschwemmung verursacht. Seien Sie kreativ. Egal, welches Bild Sie von Ihrem Fluss haben, verändern Sie es, indem Sie aktiv in das Geschehen, sprich Ihr Energiesystem, eingreifen. Sollte sich währenddessen die Ur-Matrix wieder einstellen oder der Fluss auf einmal so stark sein, dass er sie umwirft, dann lassen Sie es zu. Sie fallen weich.

Diese Übung mag sich wie ein Kinderspiel anhören, doch hat sie eine entscheidende Wirkung: In Ihrem Energiefeld stellt sich der gestockte Geldfluss entsprechend da. Wenn Sie jetzt aktiv eine Veränderung in eben beschriebenem Sinn durchführen, verändern Sie die Energie in Ihrem System. Die Ur-Matrix darf sich wiederherstellen, weil Sie aktiv geworden sind.

Den Geldfluss erhöhen

Stellen Sie sich aufrecht hin, und schließen Sie die Augen. Konzentrieren Sie sich erneut auf Ihren Geldfluss, doch nehmen Sie dieses Mal lediglich die Energie des Flusses wahr, nicht den Fluss an sich. Wie stellt sie sich Ihnen dar? Ist sie eher dunkel bis schwarz, dann verändern Sie die Farbe in Gold. Ist sie eher leicht und dezent, dann suchen Sie den Hahn und drehen Sie diesen auf. Ist sie schmal, so dehnen Sie sie aus, machen Sie sie weiter. All dies mit der Kraft der Imagination.

Danach begeben Sie sich in das Quellbewusstsein. Tauchen Sie tief darin ab, bis Sie ganz in diesem Bewusstsein aufgehen. Nach einigen Minuten formulieren Sie eine konkrete finanzielle Absicht wie etwa »Geld ist immer in hohem Maße vorhanden«, »Mein Haus ist bezahlt«, »Ich bin finanziell frei«, »Geld fließt ständig auf vielen unvorhergesehenen Wegen zu mir« usw. Formulieren Sie Ihre Absicht stets so, als wäre sie bereits geschehen. Dann lassen Sie diesen

Satz ziehen, bleiben noch einen Moment im Quellbewusstsein und gehen wieder in Ihren Alltag.

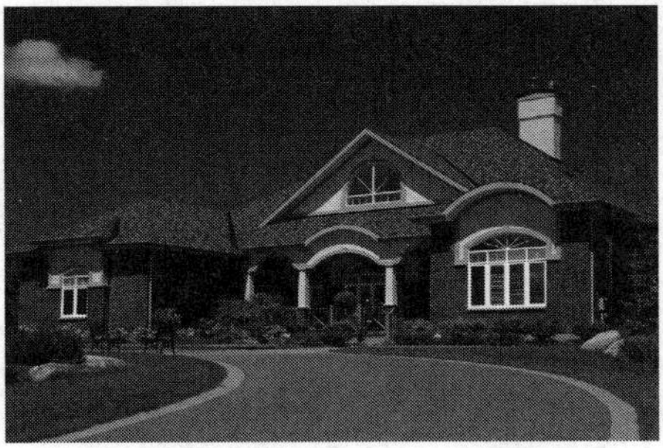

»Geldfluss deutlich erhöht«

Hegen Sie keine Erwartungen, und überlassen Sie dem Universum, wie Ihre Absichten erfüllt werden. Versuchen Sie nicht, mit Macht etwas zu verändern. Je mehr Sie das Thema loslassen, desto mehr Möglichkeiten werden sich ergeben, damit Ihre Absichten in Erfüllung gehen. Das heißt natürlich nicht, dass Sie tatenlos herumsitzen sollen. Achten Sie auf die universellen Impulse, die Ihnen zuteil werden und setzen Sie diese um. (In meinem Fall war es beispielsweise die Idee, dieses Buch zum Thema »Quantum Energy« zu schreiben. Ich weiß, dass es sehr erfolgreich werden wird.) Oftmals ergeben sich die merkwürdigsten Situationen, bei denen wir im Vorfeld gar nicht erkennen können, dass sie uns zum erwünschten Geld leiten.

Ein Tipp zum Schluss dieses Kapitels: Wenn Sie Menschen begegnen, die bereits *die* Fülle leben, die Sie sich wünschen, dann segnen Sie sie. Statt neidisch und traurig zu sein, finden Sie auf diese Weise Freude an der Fülle. Zuerst für die anderen, dann schließlich für sich selbst. Denn Freude zieht Fülle magisch an!

5. Quantum Energy Spirit

»Was, wenn es eine Antwort gäbe, für die es noch keine Frage gibt?«

»Quantum Energy Spirit« steht dafür, die Methode auch für das eigene spirituelle Wachstum zu nutzen. Wobei Spiritualität vielfach als etwas so Großes angesehen und von anderen wiederum als esoterisches »Herumgespinne« abgetan wird. Daher möchte ich hier erst einmal klären, was Spiritualität bedeutet und wie ich den Begriff für mich definiere. Einschlägige Lexika beschreiben ihn folgendermaßen: *Spiritualität* (von lat. *spiritus* »Geist, Hauch« bzw. *spiro* »ich atme«) meint im weiteren Sinn »Geistigkeit« bzw. im engeren Sinn eine auf Geistiges in religiösem Sinn ausgerichtete Haltung. Für mich steht Spiritualität, eher dem englischen Begriff »Spirit« entsprechend, für den Geist bzw. eine geistige Haltung. Diese kann auch religiöser Natur sein, doch keiner bestimmten Religion zugeordnet. Somit steht der Begriff für eine mehr oder minder bewusste Beschäftigung mit Sinn- und Wertfragen des Daseins, der Welt und der Menschen. Spiritualität sollte für jeden greifbar, erfassbar und bodenständig sein. So beschäftigt sich dieses Kapitel mit Fragen, die sich die Menschen gerade in der heutigen Zeit mehr und mehr stellen.

5.1 Spiritualität und Heilung

*»Höre auf, die Schönheit in der Welt zu suchen,
wo du sie doch in deinem Herzen trägst.«*

Wenn Spiritualität bedeutet, sich mit den Dingen zu beschäftigen, die das Leben ausmachen, dann hat dieser Begriff sehr viel mit Heilung zu tun. Viele Menschen kommen zu mir, weil sie auf der Suche sind, auf der Suche nach sich selbst, auf der Suche nach Erfolg, Fülle, Gesundheit usw. In dem Moment, wo ich vom Suchen ins Finden komme, findet Heilung statt. Aus dem »Ich möchte gerne …« wird ein »Ich habe …« oder »Ich bin …«. Wenn ich das verstanden habe, erweitert sich mein Bewusstseinsfeld.und ich trete ein in das Feld des Quantenbewusstseins. Meine Möglichkeiten zu handeln und zu verändern, wachsen dann immens. Auch dies bedeutet Heilung. In dem Moment, in dem ich ganz bei mir ankomme, mich ganz angenommen habe, so wie ich bin, tritt Frieden und Ruhe ein. Heilung geschieht. Diese Aufzählung könnte ich ewig fortführen. Spiritualität und Heilung stehen sehr eng beieinander, scheinen fast untrennbar miteinander verbunden zu sein.

5.2 Die Frage nach dem Sinn des Lebens

»Finde deine Gabe, und die Suche hat ein Ende.«

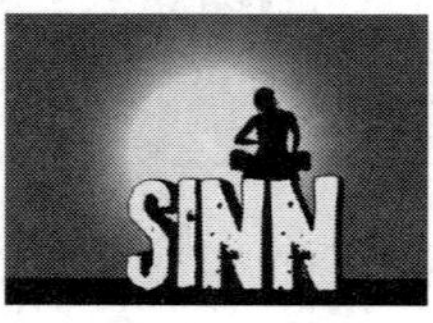

Was ist der Sinn?

Viele Menschen fragen mich in meinen Seminaren nach dem Sinn des Lebens, nach der Lebensaufgabe bzw. der Bestimmung. In all den Jahren meiner spirituellen Arbeit, meiner Suche nach dem großen Etwas bin ich zu einem Schluss gekommen: Die Aufgabe des Menschen ist es, Freude am Leben zu haben. Hier spricht mir Neale Donald Walsch in seinem Buch *Gespräche mit Gott*[57] sehr aus der Seele. Alles Suchen nach dem ganz Besonderen findet ein Ende, wenn wir es schaffen, jeden Tag zu einem Tag der Freude werden zu lassen – Freude an großen und kleinen Dingen gleichermaßen. Freude daran, auch andern Freude zu bereiten. Vielen fällt es schwer, Freude und Glück zu empfinden. Die Gründe sind vielschichtig. Einen Teil davon habe ich in diesem Buch beschrieben.

Neben der Lebensfreude gibt es meines Erachtens noch eine weitere Aufgabe. Jeder Mensch bringt eine ganz besondere Gabe mit, hat ein besonderes Talent, etwas, was er besser kann als viele andere. Wenn er sich der Förderung dieser Gabe widmet, sie zum Wohle der Welt einsetzt, hat er seine Bestimmung gefunden. Ob nun Wolfgang Amadeus Mozart, Walt Disney oder Mahatma Gandhi: sie alle folgten ihrer besonderen Gabe. Wenn Sie also Ihre Bestimmung finden möchten, dann stellen Sie sich folgende Fragen:

- Worin bin ich richtig gut?
- Was fällt mir spielend leicht? Was geht mir einfach so von der Hand?
- Was kann ich deutlich besser als andere?
- Wobei geht mein Herz auf, wenn ich es tue?
- Wobei bin ich so vertieft, dass ich sogar Hunger, Durst und Schlaf vergesse?

---

57 Walsch, N. D.: *Gespräche mit Gott,* Band 1, Arkana Taschenbuch Verlag 2006 (Eine Empfehlung für all diejenigen, die mit dem Begriff »Gott« nichts anfangen können. In diesem Buch wird Gott entmystifiziert und für jeden verständlich.)

- Bei welchen Dingen vergeht die Zeit wie im Fluge?
- Welche Dinge gehen mir sehr leicht von der Hand?
- Was sagen andere über mich, was ich sehr gut bzw. besser als andere kann?
- Was ist also meine besondere Gabe, mein Talent?

Wahrscheinlich gibt es mehrere Aspekte, die Ihnen einfallen. Erinnern Sie sich vor allem an Ihre Kindheit, denn oftmals sind unsere Talente verkümmert, weil sie nicht gefördert, gegebenenfalls sogar verboten wurden. Sammeln Sie alle und finden Sie dann heraus, ob es Gemeinsamkeiten gibt. Wo sind Übereinstimmungen? Konzentrieren Sie sich darauf, stärken Sie diese Gabe, und bauen Sie sie aus. Sie werden feststellen, dass es besonders leicht geht, so als erhielten Sie von irgendwoher Unterstützung. Allein daran erkennen Sie bereits, dass Sie auf dem richtigen Weg sind.

Auch für Ihre Gabe möchte ich Ihnen eine Übung aus dem Quantenbewusstsein zur Verfügung stellen, mit der Sie noch in sich schlummernde Potenziale erwecken können, die Ihre Gabe unterstützen.

Erweckung ungenutzter Potenziale zur Stärkung der eigenen Gabe

Stellen Sie sich mit dem Rücken vor Ihr Bett oder einen Sessel, denn es kann sein, dass die Energie, die Sie aktivieren, Sie umfallen lassen wird. Denken Sie einmal an die Wörter »Stärken meiner Gabe X«[58]. (Für das »X« setzen Sie Ihre Gabe ein.) Legen Sie eine Hand an eine Stelle Ihres Körpers, die Ihnen intuitiv in den Sinn kommt. Mit der anderen Hand tasten Sie jetzt (ungefähr mit ausgestreckten Arm) vor sich oder seitlich von Ihnen in Ihrem Energiefeld und erspüren, wo die Energie des Potenzials liegt. Haben Sie das Potenzials er-

58 Mit dem Denken dieser Wörter setzen Sie einen Impuls in das einheitliche Feld. Es reicht daher aus, sie einmal zu denken.

fühlt, nehmen Sie einfach nur Ihre beiden Hände wahr. Mehr nicht. Denken Sie kurz: »Potenzial freilegen.« Bekommen Sie das Gefühl umfallen zu müssen, dann lassen Sie es ruhig zu.

Genießen Sie das angenehme Gefühl des Quellbewusstseins. Haben Sie nicht das Gefühl, dass die Stärkung des freigelegten Potenzials ausreichend ist, wiederholen Sie die Übung noch ein paar Mal. Auch können Sie die Übung alle paar Tage erneut wiederholen.

5.3 Erkennen der eigenen individuellen Spiritualität

»Es gibt nur einen Weg: deinen!«

Auf meiner spirituellen Reise bin ich verschiedenen Lehrern begegnet und verschiedenen Traditionen. So gab es Lehrer, um die scharten sich tausende von Menschen, bei anderen wiederum waren es nur wenige. Auch gab es Menschen, die mich dann fragten: »Bist du auch Schüler von …?« Lange Zeit folgte ich einer bestimmten spirituellen Tradition, weil ich dachte, dass genau diese mein Weg sei. Doch bin ich nie die aktive Schülerschaft eingegangen. Irgendwie fühlte ich, dass es für mich nicht der richtige Weg sein könne. Ich habe viel gelernt, bin sehr dankbar dafür und wende auch heute noch vieles aus dieser Zeit an. Daher war ich auf meiner Art sicherlich auch ein Schüler. Doch bedeutet eine aktive Schülerschaft, diesem Weg treu zu folgen. Das war für mich nicht stimmig und hätte mir meine Eigenverantwortung gegenüber meinem Leben genommen. Der Mensch ist meines Erachtens nicht dazu da, den Weg eines anderen zu gehen. Der Mensch ist dazu bestimmt, seinen eigenen Weg zu gehen, auf seine Art und Weise. Natürlich kann er dazu Möglichkeiten, Methoden und Techniken nutzen, die er anderswo erlernt. Doch sollte er sich immer wieder die Frage stellen, ob diese zu seinem Weg passt – und wenn ja, wie er sie zu seiner eigenen machen kann. Ich hätte, anstatt »Quantum Energy« zu entwickeln, auch einfach die »Quantenheilung« von Dr. Frank Kinslow nutzen können, »Matrix Energetics« von Dr. Richard Bartlett oder »Reconnective Healing« von Dr. Eric Pearl. Doch eine Stimme in mir sagte: »Gehe deinen eigenen Weg. Entwickle deine eigene Methode.« Das tat ich und ich spürte, welche Kraft darin liegt, das Eigene zu tun. Mein Leben lang bin ich in den Fußstapfen anderer gelaufen, weil ich nicht genügend Selbstvertrauen hatte, meinen eigenen Weg zu gehen. Doch die Kraft, die ich auf meinem Weg entwickle, ist um ein Vielfaches größer als die, welche ich auf fremdem Wege erhalte. Aus diesem Grunde entwickeln die Teilnehmer in meiner Ausbildung zum Quantum Energy Coach auch ihre eigene Heilmethode. Auch Sie haben mit diesem Buch die Möglichkeit herauszufinden, welche der vielen Übungen für Sie am besten funktioniert, am erfolgreichsten greift. Wahrscheinlich haben Sie längst festgestellt, dass Sie mit einer Übung, jeweils etwas abgewandelt, viele verschiedene Themen bearbeiten können. Und genau darum erhalten Sie hier auch so viele unterschiedliche Techniken: damit Sie Ihre eigene herausfinden.

Das Erkennen der eigenen Spiritualität bedeutet, seinen eigenen Weg zu finden. Das funktioniert auf die herausforderndste und einfachste Art und Weise zugleich: Finden Sie sich selbst!

Was bedeutet diese pauschale Aussage?

- Fangen Sie an, sich immer mehr mit sich selbst zu beschäftigen.
- Finden Sie heraus, warum Sie so sind, wie Sie sind.
- Reflektieren Sie sich und Ihr Verhalten.
- Nehmen Sie wahr, wie Sie in gewissen Situationen reagieren, und warum Sie so reagieren.
- Erkennen Sie, was Ihre Ängste Ihnen mitteilen wollen.

- Spüren Sie in sich hinein, und fragen Sie sich, was Ihre Sehnsüchte, Ihre Wünsche und Träume sind.
- Holen Sie diese in Ihr Leben.
- Finden Sie Ihre Bestimmung, Ihre Gabe, Ihr größtes Talent.
- Folgen Sie Ihrer Passion und Ihrer Vision.
- Beginnen Sie, sich immer mehr so anzunehmen, wie Sie sind.
- Seien Sie ehrlich sich selbst und Ihren Gefühlen gegenüber.
- Fangen Sie an, sich selbst zu lieben.
- Gehen Sie in die Stille, meditieren Sie, gehen Sie in die Natur usw.
- Lernen Sie, sich von der Vergangenheit zu lösen und sich auf das Hier und Jetzt zu konzentrieren. Im jetzigen Moment können Sie Veränderungen vornehmen, die sich auf Ihre Zukunft auswirken.
- Werden Sie zum aktiven Architekten Ihrer Wirklichkeit. Gestalten Sie Ihr Leben so, wie Sie es wollen.
- Übernehmen Sie Verantwortung für sich und Ihr Leben.
- Lernen Sie, auf Ihre Intuition – Ihre innere Stimme – zu hören.

Sicherlich ist die Realisierung all dieser Ziele eine Lebensaufgabe. Und es geht selbstverständlich nicht darum, alle Aspekte gleichzeitig anzugehen. Doch bedeutet »sich selbst zu finden«, den immerwährenden Kontakt zu sich selbst zu haben. Im Alltag sind wir so sehr mit anderen Dingen beschäftigt, dass der eigene Kontakt dem »Funktionieren« untergeordnet ist. Kehren Sie Ihren Fokus von außen nach innen, und Sie werden sich schneller finden, als Sie vermuten. Viele der oben aufgeführten Aspekte können Sie mit den Übungen in diesem Buch angehen. Für andere benötigen Sie gegebenenfalls Unterstützung. Auch ich suche mir immer einmal wieder Unterstützung, damit meine blinden Flecken[59] in mein Bewusstsein treten dürfen.

59 Blinde Flecken sind Aspekte unseres Seins, die unbewusst stattfinden, wie beispielsweise die Schatten, früh erlernte Muster oder Glaubenssätze, die wir vergessen haben und die dennoch unser Leben prägen.

Jeder verfolgt diese Aspekte anders. So gibt es Menschen, die jeden Tag längere Zeit vor einem Altar meditieren, andere wiederum gehen dafür in die Natur. Wo auch immer Sie in die Stille gehen, ist völlig gleich. Die nächsten meditieren gar nicht und finden sich dennoch. »Jede Jeck is anders«, heißt es so schön in Köln. Und so gibt es auch tausende von Wegen, seine eigene individuelle Spiritualität zu finden und zu leben.

Doch es gibt nur den einen Weg: Ihren!

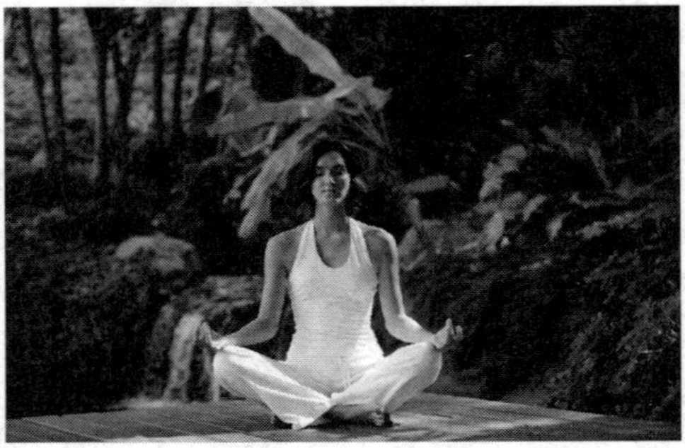

Der Weg in die Stille

5.4 Frei werden von Bewertungen, Urteilen und Schuld

»Gehe hinaus, und finde denjenigen mit der wirklichen Wahrheit. Dein Leben wird zu Ende sein, bevor du ihn gefunden hast.«

An anderer Stelle habe ich bereits das Thema »Schuld« behandelt.[60] Wir suchen so häufig einen Schuldigen für das, was uns widerfahren ist. Damit nehmen wir jedoch nur Abstand von unserer eigenen Verantwortung

60 Kapitel 3.7, S. 115

für unser Leben und werden zum Spielball der anderen. Bitte denken Sie daran: in unserem Außen zeigt sich immer nur das, was in unserem Innen vorherrscht. Und wenn irgendjemand irgendetwas macht, was uns nicht guttut, dann passiert dies nur deshalb, weil es in uns eine Resonanz findet. Gerade heute führte ich wieder ein Telefonat, bei dem mich der Gesprächspartner fragte, wie es dazu komme, dass andere ihn mobben würden. Ich konnte ihm nur die eine Antwort geben, nämlich dass er bei sich selbst schauen müsse, was die Situation mit ihm zu tun habe.

Das soll nicht bedeuten, dass er selbst daran schuld war. Doch wenn ich in mir forsche, wozu das, was mir jetzt gerade widerfährt, gut ist, dann habe ich die Chance, etwas zu verändern. *Nicht ärgern, sondern ändern.* Vielleicht sind Sie bereits seit Langem in diesem Job, fühlen sich unwohl, und das Universum ermöglicht Ihnen durch das Mobbing, endlich den Ausstieg zu finden und sich etwas Neues zu suchen. Wahrscheinlich wünschen Sie sich schon seit einiger Zeit, aus Ihrer Anstellung herauszukommen, doch haben Sie es bisher nicht gewagt. Bitteschön, hier ist eine Möglichkeit. Nicht immer müssen wir alles im ersten Moment verstehen. Doch wenn wir uns die Zeit nehmen, solche Situationen zu beleuchten, dann ist die Chance groß, dass uns im wahrsten Sinne des Wortes ein Licht aufgeht.

Schuld oder Beschuldigung führen dazu, Eigenverantwortung abzugeben und nichts zu verändern. Handeln Sie in Ihrem Sinne. Nutzen Sie die Weisheit, Architekt Ihrer eigenen Wirklichkeit zu sein. Verändern Sie das Drehbuch Ihres Lebens.

Ähnlich steht es um die Themen »Bewertungen« und »Urteile«. Wir bewerten den lieben langen Tag – Dinge und Menschen. Das ist kein Wunder, denn wir leben auf der Erde in der Dualität: Es gibt immer gut und schlecht, hell und dunkel usw. Doch wer sagt, dass etwas gut oder schlecht ist? Wer hat diesbezüglich recht? Jeder, denn jeder glaubt in seiner eigenen Welt, dass das, was er oder sie sagt, richtig sei.[61] Doch was würde passieren, wenn alle Bewertungen und Urteile wegfielen? Dann wäre auf einmal alles so, wie es eben ist. Eine bildhübsche Frau wäre genauso eine Frau wie die angeblich hässliche, der kühle Norddeutsche der gleiche Mensch wie der warmherzige und offene Rheinländer. Der Vorstandsvorsitzende und die Putzfrau wären gleich. Es gäbe keinen Unterschied mehr. Und wenn es keinen Unterschied mehr gäbe, bräuchten wir keine Rollen mehr zu spielen, um »besonders« zu sein. Wie einfach könnte da das Leben sein. Und stellen Sie sich vor wie es wäre, wenn Sie sich dennoch einmal dabei ertappten, jemanden zu verurteilen – und Sie würden dann zu sich sagen: »Huch, ertappt. Beim nächsten Mal mache ich es besser.« Ich selbst behaupte von mir, dass ich Menschen nur sehr wenig bewerte oder verurteile. Und trotzdem erwische ich mich immer wieder einmal dabei, dass ich es tue – unbewusst. Wir sind alle nur Menschen, daher gilt es lediglich, immer mehr wahrzunehmen, wie ich auf mich und meine Umwelt reagiere. Und je mehr ich darauf achte, mich und andere von Mal zu Mal weniger zu bewerten, desto leichter wird das Leben. Für mich und für die anderen.

Stellen Sie sich beim nächsten Mal, wenn Sie sich dabei ertappen, andere zu bewerten, folgende Frage:

Was hat das mit mir zu tun?

Sehr schnell stellen Sie dann wahrscheinlich fest, dass Ihr Gegenüber lediglich eine Projektionsfläche ist, ein Spiegel oder gar eine Schattenseite Ihrer selbst.[62] Und das ist großartig, denn ohne es könnten Sie wahr-

61 Denken Sie an das Lebensmodell.

62 Über die Themen »Projektion«, »Spiegel« und »Schatten« habe ich in Kapitel 3.7 auf S. 115 geschrieben.

scheinlich gar nicht feststellen, was bei Ihnen gerade los ist. Lernen Sie, sich und die anderen so zu lassen, wie sie sind. Es ist sowieso nicht Ihre Aufgabe, andere zu verändern. Und bevor Sie sich selbst verurteilen, gestehen Sie sich lieber zu: »Ja, so bin ich gerade. Das bin ich auch.« Und wenn es für Sie notwendig ist, dann ändern Sie es beim nächsten Mal. Jeder Mensch ist von Natur aus ein Mensch voller Licht und Liebe, frei von verhedderten Informationen. Lediglich sein Handeln mag für andere unzureichend sein. Unsere Aufgabe ist es, zu wachsen. Wachsen können wir nur, indem wir Fehler machen. Aus diesen Fehlern lernen wir – jeden Tag, immer wieder aufs Neue.

2009 hatte ich die Gelegenheit, den Dalai Lama live zu erleben. Ich werde es nie vergessen, wie er, als die Moderatorin gerade mit einem anderen Gast sprach, ganz selbstvergessen wie ein kleines Kind mit seinen Füßen spielte, vor zehntausenden von Menschen. Hat ihn das interessiert? Natürlich nicht. Er hatte einfach Freude daran. Und alle freuten sich mit ihm. Seine Heiligkeit ist sicherlich ein Paradebeispiel dafür, frei von Urteilen zu sein: sich selbst und natürlich anderen gegenüber. Und trotzdem mag es vielleicht auch bei ihm Situationen geben, wo Bewertungen geschehen. Wir sind eben alle nur Menschen.

5.5 Die Leichtigkeit des »Ich bin!«

»Und willst du etwas erreichen, so hast du es bereits verloren.«

Wir leben in einer Gesellschaft, in der wir etwas Besonderes sein wollen. Wir streben ständig nach etwas Neuem oder Besonderem. Wahrscheinlich liegt dies daran, dass wir uns Anerkennung wünschen. Daher geht es vielfach um das »Höher – Schneller – Weiter«. Und je weiter wir gehen, je schneller wir Dinge tun, desto mehr verlieren wir den Blick für das Besondere, was uns ständig umgibt: die Blume am Straßenrand, das unbedarfte Spielen und die Freude der Kinder, das Spiel der Wolken am Himmel usw. Wir sind, haben wir uns einmal auf den spirituellen Weg gemacht, auf der Suche nach etwas ganz Besonderem – uns selbst. Ich habe viele Tage in Seminaren verbracht, sehr viel Geld ausgegeben, um mich zu finden. Bis ich irgendwann feststellte, dass es gar nichts zu finden gibt. Ich meditierte vier Jahre jeden Morgen und jeden Abend, um dann festzustellen, das ich zwar viel getan, doch das Wichtigste verfehlt habe: mich selbst wahrzunehmen.

Als ich mich selbst entdeckte, wurde es in mir ruhig. Ich saß einfach nur da und nahm wahr, was gerade in mir vorging, ohne irgendetwas erreichen zu wollen. Vielleicht mag dies für einige Menschen völlig normal sein, doch die meisten sind in allen Lebensbereichen darauf ausgerichtet, etwas zu »erreichen«. Das ist im Beruflichen auch gut und wichtig, doch gerade in der Persönlichkeitsarbeit und in der Spiritualität kontraproduktiv. Zumindest ist das meine Erfahrung. Ich saß also da und horchte in mich hinein. Zuerst waren da die ganzen Gedanken und mein Muster des Wollens. Doch irgendwann wurde es still. Das war der Moment, in dem ich mich zum ersten Mal in meiner Ganzheit, in meiner »Wahren Größe« wahrnahm. Das war der Augenblick des »Ich bin«! Nicht mehr, einfach nur eine Weile absoluten Seins. Trotz dieser absoluten Stille fühlte ich mich in diesem Moment mit allem verbunden. Ich spürte die Einheit, von der so viel gesprochen wird. Das Nichts wurde in diesem Augenblick zu allem. Ich erkannte, dass es nichts anderes braucht als das »Ich bin«. Es ist das Größte, was wir erreichen können, indem wir nichts tun.

Für diesen Moment brauchte ich so viele Jahre. Sie können dieses Erlebnis deutlich schneller erreichen – mit dem Quellbewusstsein.

Die Leichtigkeit und Kraft des »Ich bin« erfahren

Suchen Sie sich einen bequemen Ort, an dem Sie die nächsten 15 Minuten ungestört sein können. Lassen Sie, wenn möglich, die Augen offen. Sorgen Sie dafür, dass Sie ruhig und entspannt sind. Gehen Sie dann in das Quellbewusstsein. Finden Sie die Lücke zwischen Ihren Gedanken. Dehnen Sie die Lücke so lange aus, wie es Ihnen möglich ist. Kommt dennoch ein Gedanke, so schenken Sie ihm keine Beachtung und bleiben weiterhin in der Leere. Üben Sie so lange, bis Sie es schaffen, 15 Minuten im Quellbewusstsein zu verweilen – obwohl es nichts zu erreichen gibt.

Das war schon alles? Ja, so einfach ist es. Es ist nicht kompliziert, sondern ganz leicht. Wie erging es Ihnen in dieser Zeit? Was haben Sie erlebt? Hat sich Ihr Sehen verändert? Waren Sie in der Lage, das Einheitsbewusstsein wahrzunehmen? Wenn nicht, dann wiederholen Sie die Übung immer wieder einmal. Es kommt der Moment, wo Sie all das wahrnehmen werden.

5.6 Sich im Quellbewusstsein erfahren

»Das Nichts ist alles. Alles ist nichts.«

Sich selbst im Quellbewusstsein erfahren

Wiederholen Sie die Übung des »Ich bin« mit der Absicht, sich selbst, Ihre ureigene Energie, Ihre »Wahre Größe«, Ihre volle Kraft und Macht zu erfahren. Sprechen Sie diese Absicht lediglich einmal aus, und tauchen Sie dann wiederum für 15 Minuten oder auch länger in das Quellbewusstsein ein. Und all das wiederum völlig erwartungsfrei.

Im Bewusstsein mit der Quelle, mit dem Feld, in dem alles miteinander verbunden ist, ist alles möglich. Im Sein zu sein bedeutet, alles zu lassen. Sollte es also nicht klappen, kann es gut sein, dass Sie unbewusst doch Erwartungen haben. Unser Ego ist sehr trickreich. Überprüfen Sie sich mit dem kinesiologischen Muskeltest. Der Körper lügt nicht. Stellen Sie die Frage: »Bin ich frei von Erwartungen?«, und führen Sie den Test durch.

Denken sie daran: Bei diesem Thema etwas »erreichen« zu wollen, wirkt sich kontraproduktiv aus.

5.7 Dankbarkeit

»Dankbarkeit ist nach der Liebe die größte Kraft im Universum.«

Überall kann man lesen, wie wichtig es ist, dankbar zu sein. Dankbarkeit scheint eine große Kraft innezuwohnen. Das ist eine der Weisheiten des Quantenbewusstseins. Meine Frau Sonja ist Künstlerin. Seit vielen Jahren malt sie Sternentore, über die sie bereits ein wundervolles Buch[63] veröffentlicht hat. Eines ihrer Bilder ist das Sternentor der Dankbarkeit. Die Botschaft zu diesem Bild lautet:

»Dankbarkeit entsteht aus Frieden, einem Frieden, der im Inneren wächst. Dankbarkeit ist ein Gefühl. Dieses Gefühl kann dich erfüllen, wenn du bemerkst, wie viel du in deinem Leben schon erreicht hast. Dankbarkeit fließt durch dich hindurch, wenn du glücklich bist und wenn du die Geschenke annimmst, die dir das Leben bereitet. Sei

63 von Staden, S. A.: *Sternentore – Botschaften aus der Lichtquelle*, Schirner Verlag 2010

dankbar für das, was du bist, was du hast und wer du sein darfst. Sei dankbar für die Erde, die dich trägt, und für die Liebe, die du erlebst. Dankbarkeit ist ein Kreislauf aus Glück und Fülle, ein Kreislauf, der dich nährt und dir neues Glück beschert. Sei offen für das, was kommen kann. Sei dankbar für die Gegenwart, hier und jetzt. Sei dankbar für deine Vergangenheit – allumfassend. Sei dankbar für die Geschenke der Zukunft, die du bereitwillig annimmst. Genieße jeden Augenblick voller Dankbarkeit, denn jeder Augenblick ist wichtig in deinem Leben. Du bist wichtig. Wenn Dankbarkeit fließt, vergisst du das Leid. Du konzentrierst dich auf alles Schöne, was gerade ist. Und das zieht neue, schöne Augenblicke an wie ein Magnet. Öffne dich der Dankbarkeit für die Fülle und Pracht, die du bist und lebst. Es ist ein heiliger Moment.«

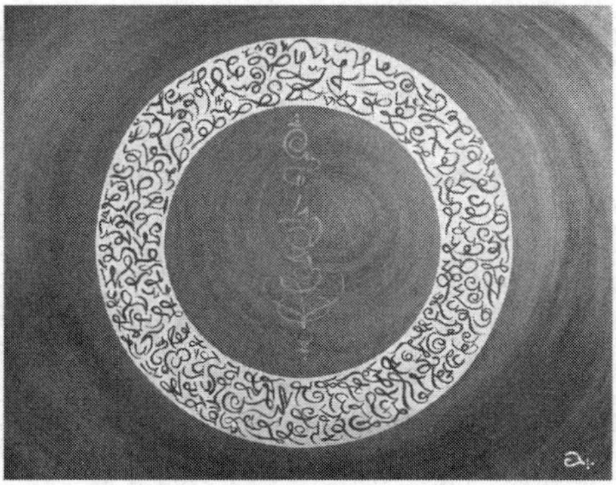

Das Sternentor der Dankbarkeit

Oftmals fällt es uns leicht, für die guten Dinge dankbar zu sein. Doch gerade auch für die Momente, die uns Ärger und Leid bescheren, ist es wichtig, dankbar zu sein. Denn letztendlich möchten uns diese Situationen einfach auf etwas hinweisen. Erkennen wir das, ist der Hinweis ein großes Geschenk. Ich möchte Ihnen hierzu ein Beispiel geben:

2001 nahm ich bei einer renommierten Bank eine Tätigkeit als Projektleiter auf. Ich hatte lange dafür gekämpft, bei dieser Bank angenommen zu werden, denn das Vorstellungsgespräch war so empathisch, dass ich dort unbedingt anfangen wollte. Ich bekam nicht den Job, den ich mir wünschte, jedoch das gewollte Unternehmen. Die Tätigkeit machte mir großen Spaß und nach vier Wochen fand ich mich sogar in dem Bereich wieder, für den ich mich ursprünglich beworben hatte. *Manchmal braucht es eben etwas länger.* Sie erinnern sich an dieses Zitat aus Kapitel 2? Ich hatte also einen tollen Job, gute Kollegen usw. Doch kam die Ernüchterung schneller als erwartet. Nach fünf Monaten erfuhr ich in einem Gespräch mit meiner Vorgesetzten, dass ich die Probezeit nicht »überstehen« würde. Das konnte doch wohl nicht wahr sein: Ich sollte gekündigt werden, wo ich doch bis dahin einen lupenreinen Lebenslauf hatte? Meine Welt brach zusammen. Es war zu dem damaligen Zeitpunkt – zumindest gefühlt – die größte Tragödie meines Lebens.

Heute bin ich unendlich dankbar, dass mir die Kündigung damals passierte, denn sie war der Ausgangspunkt für meine Selbstständigkeit, die ich 18 Monate – und ein weiteres Unternehmen später – antrat. Ohne diese Erfahrung wäre ich sicherlich nie auf die Idee gekommen, meinen eigenen Weg zu gehen, und ich hätte nicht dieses Buch geschrieben. Ich könnte Ihnen viele dieser Beispiele nennen, und sicherlich kennen auch Sie viele Situationen aus Ihrem Leben, für die Sie rückblickend dankbar sind. Wenn wir ehrlich sind, hat uns jede Situation zu dem Menschen gemacht, der wir heute sind. Auch wenn der Verstand das nicht immer nachvollziehen kann, so hat jeder Aspekt unseres Lebens einen Sinn. Dafür lohnt es sich im jeweiligen Moment, dankbar zu sein.

Selbst das Gesetz der Anziehung erhält noch einmal einen Antrieb, wenn Sie das, was Sie manifestieren möchten, in Dankbarkeit tun:

Das Dankbarkeitsritual

Bedanken Sie sich jeden Morgen direkt nach dem Aufstehen für all das, was im Laufe des Tages geschehen wird oder geschehen soll. Bedanken Sie sich für Ihre Gesundheit, für Ihr Sosein, Ihre Gaben, Ihren Erfolg usw. in der Art, als wäre alles bereits Realität.

Bedanken Sie sich vor dem Einschlafen für all die Situationen des Tages, für die großen und die kleinen, für die schönen und die ärgerlichen.

Beenden Sie sie die Übungen, die Sie in diesem Buch gelesen und angewendet haben, ebenfalls mit einem »Danke!«. Sie sind großartige Helfer, um Ihr Leben zu verbessern. Das ist doch ein Danke wert, oder?

5.8 Aktivieren noch nicht genutzter spiritueller Potenziale

»Wozu in die Ferne schweifen? Sieh, das Gute liegt so nah!«
(Johann Wolfgang von Goethe)

Ich kenne viele Menschen, die auf ihrem spirituellen Weg sind, jedoch das Gefühl haben, irgendwie nicht weiter zu kommen. Dies kann ganz unterschiedliche Gründe haben, sei es, dass es noch etwas zu lernen gibt, bevor sie einen weiteren Schritt gehen können, oder dass es ein tief sitzendes Verhaltensmuster oder einen Glaubenssatz gibt, mit dem sie sich daran hindern, weiterzukommen. Hierbei ist es wichtig, genau zu erforschen, was einen blockiert. Oftmals ist es auch die Angst vor der eigenen Größe. Ein spiritueller Lehrer sagte einst:

»Es ist nicht das Kleinsein, wovor wir Angst haben. Es ist unsere Größe, vor der wir zurückschrecken.«

Das erlebe ich in meinen Coachings und Trainings auch immer wieder – verständlicherweise. Wenn wir all unsere Kraft und Macht annehmen, die in uns steckt, dann tragen wir eine sehr große Verantwortung. Diese anzunehmen, scheuen sich sehr viele Menschen.

Finden Sie heraus, was Sie bremst. Lernen Sie sich näher kennen, verstehen Sie, wo und wie Sie sich selbst manipulieren. Folgende Übung kann Ihnen dabei helfen:

Hindernisse auf dem spirituellen Weg erforschen

Suchen Sie sich einen Partner Ihres Vertrauens. Nehmen Sie sich für diese Übung genügend Zeit. Machen Sie es sich beide gemütlich, und setzen Sie sich einander gegenüber. Ihr Gegenüber sitzt während der Übung lediglich da, und schaut und hört Ihnen zu. Schließen Sie Ihre Augen. Kommen Sie ganz bei sich an. Sollten noch jede Menge Gedanken aus dem Alltag in Ihrem Kopf herumschwirren, stellen Sie sich vor, wie diese Gedanken wie die Wolken am Himmel durch eine kräftige Sonne verblassen, sich auflösen und einen strahlend blauen Himmel freigeben. Visualisieren Sie dann Ihren spirituellen Weg, in welcher Gestalt auch immer er sich Ihnen gerade zeigt. Schauen Sie sich diesen Weg genau an, und sehen Sie von der Gegenwart in die Zukunft. Sehen Sie irgendetwas, was Sie bremst? Liegen vielleicht Steine auf Ihrem Weg? Sprechen Sie es aus. Nehmen Sie sich Zeit. Wenn Sie sich alles ganz genau angeschaut haben, gehen Sie ein wenig tiefer. Spüren Sie in sich hinein, und nehmen Sie ganz genau die Reaktionen Ihres Körpers wahr. Wie reagiert Ihr Körper, wenn Sie Ihren weiteren spirituellen Weg sehen? Kribbelt es irgendwo? Zieht sich Ihr Magen zusammen? Kommt Angst hoch? Erforschen Sie sich ganz genau. Sprechen Sie aus, was Sie wahrnehmen. Erzählen Sie einfach davon, was gerade da ist. Fühlen Sie, und erzählen Sie. Ganz egal, was kommen mag.

Wenn nichts mehr kommt, öffnen Sie wieder Ihre Augen. Spüren Sie noch einen Augenblick nach, und lassen Sie sich dann von Ihrem Partner erzählen, was er gerade gehört hat.

Konnten Sie neue Erkenntnisse über sich gewinnen? Natürlich kann dies nur eine erste Hilfestellung sein. Doch ist es meine Erfahrung, dass, wenn wir uns erforschen und genau zuhören, sehr viele Informationen fließen. Für tiefer gehende Informationen sind dann ein Coach oder andere Experten die richtigen Ansprechpartner.

In Kapitel 5.2 habe ich Ihnen eine Übung vorgestellt, mit der Sie Ihre ungenutzten Potenziale in Bezug auf Ihre größte Gabe erwecken können. Die gleiche Übung ermöglicht Ihnen auch, Ihre ungenutzten spirituellen Potenziale freizulegen. Führen Sie die Übung wie beschrieben durch – mit dem Unterschied, dass Sie anfänglich an Ihre spirituellen Potenziale denken. Der Rest bleibt gleich.

5.9 Wahrnehmen der eigenen Meisterschaft

»Der Weg der Meisterschaft beginnt und endet bei dir selbst.«

In meinem Leben habe ich insbesondere eines erfahren dürfen: Das Leben ist eine einzige Meisterschaft. Mit jedem Tag meines Lebens lerne ich mehr, erfahre ich mehr und verstehe ich mehr. Somit komme ich auf meinem spirituellen Weg immer ein Stückchen weiter. Jede Erfahrung, die ich mache, führt zu weiterem Verstehen. Vorausgesetzt, ich schaue mir genau an, wozu die entsprechende Erfahrung gerade gut war. Mit jedem Verstehen erweitert sich mein Bewusstsein, und mit jeder Erweiterung habe ich die Chance, etwas in meinem Leben zum Positiven zu verändern. Je bewusster ich werde, desto weiter bin ich auf meinem Weg der Meisterschaft. Und wahrscheinlich endet diese erst, wenn ich den letzten Atemzug gemacht habe.

Der Prozess der Bewusstwerdung durchläuft vier Phasen:

- Unbewusste Inkompetenz
- Bewusste Inkompetenz
- Bewusste Kompetenz
- Unbewusste Kompetenz

Die erste Phase lässt sich gut als das »Funktionieren« bezeichnen. Nehmen Sie beispielsweise einen behindernden Glaubenssatz wie: »Ich muss perfekt sein.« Aus irgendeinem Grunde haben Sie irgendwann einmal die Erfahrung gemacht, dass es wichtig ist, alles perfekt zu tun. Diese Überzeugung ist also Teil Ihres Lebens und bestimmt dieses maßgeblich. Sie handeln nach diesem Satz, jedoch unbewusst. Zu einem Zeitpunkt X sind Sie auf einen Seminar für Persönlichkeitsentwicklung und stellen in einer Übung fest, dass Sie diese Überzeugung haben und wie sehr Sie dieses Glaubensmuster beherrscht. Sie werden sich also Ihrer Fessel bewusst und sind somit in Phase Zwei gelandet. Das ist gut, denn erst jetzt haben Sie die Möglichkeit, etwas zu verändern. Es sei denn, Sie verändern nichts. Dank des Lebensmodells aus Kapitel 2 wissen Sie, dass Sie Ihr Leben nur verändern können, indem Sie Ihre Überzeugungen verändern. Neues Verhalten allein nützt nichts. Sie kommen also vom Seminar nach Hause, erinnern sich z. B. an das Buch, dass Sie gerade in Ihren Händen halten, suchen die entsprechende Übung heraus und ändern Ihr Glaubensmuster. Nach der Übung haben Sie erst einmal ganz viel Neuland vor sich, denn die neue Überzeugung ist noch ein zartes Pflänzchen, das ordentlich gegossen und gepflegt werden will. Das ist die Phase Drei. Je häufiger Sie das Pflänzchen gießen, desto mehr wächst und gedeiht es. Das heißt, je häufiger Sie Ihre neue Überzeugung im Alltag anwenden – sprich danach handeln –, desto fester wird der »Stamm«. Das Neue wird zur Routine. Jetzt sind Sie in der vierten Phase.

Das ist die Meisterschaft Ihres Lebens. Je häufiger Sie in die Phase der unbewussten Kompetenz kommen, desto mehr Klarheit erhalten Sie. Und umso mehr führen Sie ein Leben voller Fülle, Freude und Zufriedenheit.

5.10 Die Essenz erfahren

»Sie strebten nach Erleuchtung
und mussten spät und weise feststellen,
dass sie es längst waren.«

Unser Ego möchte besitzen. Daher sprechen wir häufig davon, Frieden zu *haben*, Reichtum zu *haben* usw. Das Ego ist unsere Struktur. Diese dient nur einem Zweck, nämlich unser Überleben zu sichern. Dafür braucht sie Liebe, Frieden usw. Doch im Moment des Besitzens haben wir Frieden und Reichtum längst nicht verinnerlicht, geschweige denn wirklich gefühlt. Das ist einer der Gründe, weshalb viele Menschen zwar reich sind, jedoch weiterhin voller Angst davor, sie könnten den Reichtum wieder verlieren. Sie sind unzufrieden und nicht erfüllt, denn sie *fühlen* sich nicht reich. Genauso verhält es sich mit dem Frieden. Ein Geschäftsführer und der Betriebsrat können über einen Schlichter Frieden schließen, doch werden beide Parteien akribisch beobachten, wie der andere agiert, weil sie keinen Frieden *fühlen*. Erst wenn wir all das in unserem Inneren fühlen, kann Stille einkehren. Dann tritt wirklicher Frieden ein. Einem Menschen, der in sich ruht, kann kein Sturm etwas anhaben. Eine Person, die Liebe in ihrem Herzen fühlt, kennt keine Eifersucht und keinen Neid. Sie kann den anderen gewähren lassen, weil sie weiß, dass es nichts zu verlieren gibt.

Den Unterschied zwischen *Haben* und *Sein* fühlen

Führen Sie folgenden Test durch: Sprechen Sie bitte den Satz »Ich habe Frieden« aus, und fühlen Sie dann, was dieser mit Ihnen macht. Was geschieht in Ihnen? Welche Resonanz löst er in Ihnen aus? Jetzt sprechen Sie den nächsten Satz aus: »Ich bin Frieden.« Wie fühlt sich das an? Erkennen Sie den Unterschied? Das »Ich bin« findet auch hier seine Kraft. Der Satz »Ich habe Frieden« lässt sich nicht fühlen. Daher ist er deutlich schwächer als »Ich bin Frieden«. Im Moment des Fühlens erkennen Sie den Wert eines Satzes.

Das wahre tiefe Fühlen zu beherrschen, ist die Meisterschaft. Es ist eine Weisheit des Quantenbewusstseins. Die Kraft des Herzens ist bis zu fünftausendmal stärker als die des Verstandes, lautet die Erkenntnis der neuen Wissenschaften.

In der kommenden Übung gilt es, den Begriffen auf den Grund zu gehen und ihre Essenz zu erfahren. Während der Essenzerfahrung sind Sie im Sein, dem »Ich bin«. Grundlage dieser Übung ist das längerfristige Verweilen im Quellbewusstsein, das Sie bereits aus Kapitel 5.5 kennen. Auf dieser Grundlage, dem Moment der absoluten Ruhe und der Leere, sind Sie in der Lage, die Essenz zu erspüren:

- die Essenz von Liebe,
- die Essenz von Frieden,
- die Essenz von Freiheit,
- die Essenz von innerem Reichtum,
- die Essenz von Wahrhaftigkeit,
- die Essenz von Mitgefühl,
- die Essenz von Ruhe,
- die Essenz von Kraft,
- usw.

Erfahren der Essenz von Liebe

Machen Sie es sich bequem, und schließen Sie Ihren Augen. Seien Sie sich dessen bewusst, dass diese Übung nur funktioniert, wenn Sie sich ganz darauf einlassen, frei von Erwartungen, völlig frei. Werden Sie ruhig, und entspannen Sie sich. Gehen Sie dann in das Quellbewusstsein. Wenn Sie tief darin eingedrungen sind, denken Sie an das Wort »Liebe«. Lassen Sie sich durch dieses Wort nun so in die Leere hinabsinken, als würden Sie von einem Strudel in die Tiefe gezogen werden. Je tiefer Sie eintauchen, desto mehr wird sich Ihr Bewusstsein der Essenz der Liebe annähern. Irgendwann kommen Sie an einen Punkt, wo es nicht mehr tiefer geht. Dieser Punkt wird Sie finden. Sie werden ihn wahrnehmen. Sofort! In diesem Moment sind Sie in die Essenz der Liebe eingedrungen. Verweilen Sie dort und nehmen Sie die Essenz ganz wahr. Lassen Sie es einfach geschehen. Warten Sie, bis Ihr Sein diese Essenz vollständig aufgenommen hat. Sie werden wissen, wann es soweit ist. Lösen Sie sich dann wieder, und kommen Sie langsam und in Ihrer Geschwindigkeit zurück. Verlassen Sie das Quellbewusstsein, und öffnen Sie Ihre Augen. Fühlen Sie nach: Was ist gerade passiert?

Diese Übung ist einfach und zugleich unendlich wertvoll. Diesen Punkt, an den Sie gerade gekommen sind, finden nur wenige Menschen. Lassen Sie erst einmal alles auf sich einwirken. Gehen Sie dann erst wieder Ihrem Alltag nach. Sie sollten sich auch nicht gleich das nächste Wort vornehmen. Lassen Sie sich Zeit, damit sich die Essenz in Ihrem bewussten Sein vollständig ausdehnen kann.

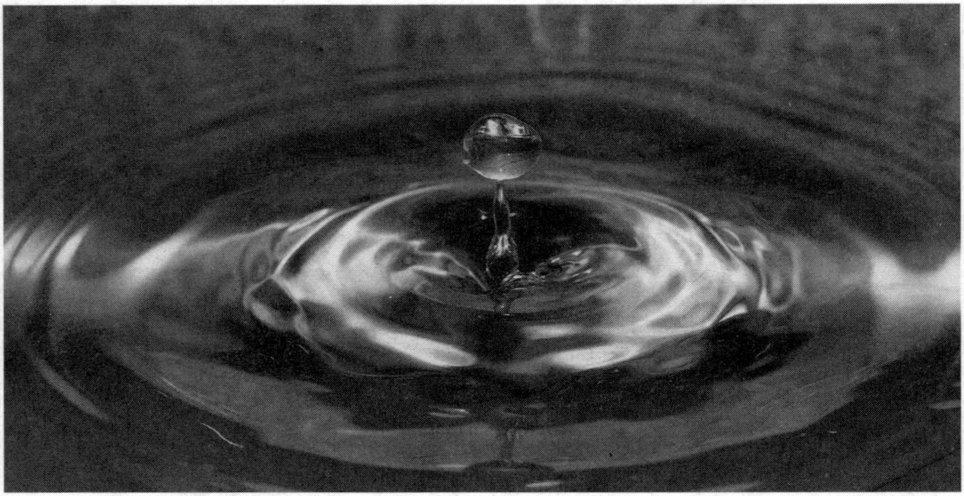

Die Essenz

Sprechen Sie später noch einmal den Satz »Ich bin Liebe!« aus. Spüren Sie, was mit Ihnen dadurch passiert, jetzt, nachdem Sie die Essenz von Liebe erfahren haben? Der Satz »Ich bin Liebe!« wird wahrscheinlich eine völlig neue Qualität für Sie erhalten. Bringen Sie diese Qualität in Ihren Alltag ein – und Ihr Leben kann sich deutlich verändern.

5.11 Die universellen Impulse wahrnehmen

»Da war es wieder, das Wunder, und flog vorüber.«

Wahrscheinlich haben Sie sich während des Lesens schon das eine oder andere Mal gefragt, wie Sie denn die universellen Impulse wahrnehmen sollen, und woher Sie wissen, dass es die richtigen sind. Wir bekommen täglich sehr viele dieser Impulse, doch nehmen wir sie nur selten wahr bzw. wir sind nicht auf sie ausgerichtet.

Stellen Sie sich vor, Sie sind gerade beim Einkaufen in der Stadt, und aus irgendeinem Grund haben Sie auf einmal das Gefühl, in den vor Ihnen liegenden Telefonladen gehen zu müssen. Ihr innerer Dialog könnte folgender sein: »Was soll ich denn in diesem Telefonladen? Ich habe doch längst einen Anschluss. Mein Handy und das Telefon zu Hause sind in Ordnung.« Oder aber: »Was soll ich in diesem Laden? Mit wird jetzt noch übel, wenn ich an den Streit mit der Telefongesellschaft vom letzten Jahr denke.« Und so gehen Sie weiter und machen sich keine Gedanken. Doch was wäre passiert, wenn Sie diesem Impuls gefolgt wären? Vielleicht wäre Ihnen dort Ihr zukünftiger Partner begegnet. Vielleicht hätten Sie im Gespräch mit dem Verkäufer eine Idee gehabt, die Sie Ihrem Ziel oder Ihrer Vision ein deutliches Stück näher brächte. Es könnte auch sein, dass Sie der Stopp veranlasst hätte, noch ein wenig länger in der Stadt zu verweilen. Und aus diesem Grunde würden Sie einem Verkehrsunfall entgehen, der sich auf der Autobahn ereignete, auf die Sie nun erst später aufführen. Das sind alles Hirngespinste, denken Sie jetzt? Vielleicht, vielleicht auch nicht. Sie wissen ja, es gibt keine Zufälle. Und somit sind diese Impulse wichtige Hinweise auf Ihrem Weg. Ich habe gelernt, auf sie zu hören.

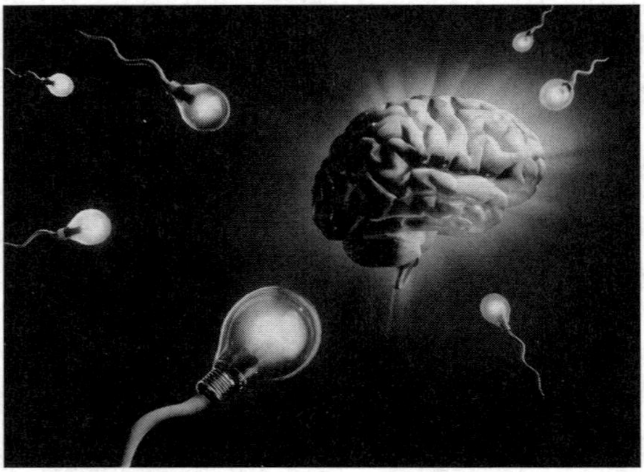

Die universellen Impulse

Was können Sie tun, um eine stärkere Wahrnehmung für diese Impulse zu entwickeln? Führen Sie die folgende Übung durch:

Erweiterung der Wahrnehmung für die universellen Impulse
Suchen Sie sich einen Ort, wo Sie ungestört sind und Sie es sich bequem machen können. Setzen oder legen Sie sich hin. Schließen Sie Ihre Augen. Achten Sie darauf, dass Sie gemütlich sitzen oder liegen. Konzentrieren Sie sich dann auf Ihren Atem, wie er kommt und wieder geht. Mit jedem Atemzug, den Sie machen, können Sie sich ein wenig mehr entspannen. Jeder Atemzug führt Sie tiefer. So gleiten Sie dahin auf dem Weg der Stille.

Bereiten Sie sich nun auf eine Reise vor, eine Reise an einen ganz wunderbaren Ort. Dies kann ein Ort sein, an dem Sie schon einmal waren oder einer, an dem Sie immer schon einmal verweilen wollten. Stellen Sie sich vor, wie Sie jetzt dorthin reisen, wie – und womit – auch immer Sie dies tun mögen. Kommen Sie an diesem Ort an.

Schauen Sie sich erst einmal um. Wo genau sind Sie? Wie sieht dieser Ort aus? Was nehmen Sie wahr? Was sehen Sie? Machen Sie es sich auch an diesem Ort bequem. Und während Sie Ihren Platz noch so richtig gemütlich herrichten, können Sie am Horizont, ganz weit hinten, einen Lichtpunkt wahrnehmen, der mit jedem Moment größer und größer wird. Er kommt näher. Je weiter er auf Sie zukommt, desto mehr gewinnt dieser Punkt an Gestalt an. Sie erkennen eine Silhouette, die einem Körper gleicht, doch nur aus Licht besteht. Während Sie noch immer nicht genau sehen können, um was es sich handelt, spüren Sie, dass es sich desto angenehmer anfühlt, je näher dieses Licht kommt. Ihnen wird ganz warm ums Herz, Sie fühlen sich sehr wohl und geborgen – voller Liebe. Sie wissen, dass das, was da näher kommt, etwas Gutes, etwas Wunderbares ist. Schließlich steht dieser Lichtkörper, dieses Lichtwesen, diese lichtvolle Gestalt, die diese immense Liebe ausstrahlt, vor Ihnen. Die Liebe, die das Wesen ausstrahlt, beginnt Ihren ganzen Körper zu durchfluten, lässt ihn selbst voller Liebe erstrahlen, bis auch Sie so voller Licht sind wie dieses Wesen. Ihr Körper ist nun voller Licht und Liebe. Empfinden Sie diesen himmlischen Moment. Nehmen Sie dann wahr, wie das Wesen Ihr Drittes Auge berührt. Das ist der Punkt zwei Finger breit oberhalb Ihrer Nasenwurzel. Durch diese Berührung können Sie spüren, dass sich auf einmal etwas verändert, weiter wird, sich öffnet. Wie auch immer es sich gerade anfühlt, Ihre Wahrnehmung weitet sich und eröffnet Ihnen eine neue Sichtweise. Spüren Sie, was passiert, und tauchen Sie in dieses neue Bewusstseinsfeld ein.

Bedanken Sie sich bei dem Lichtwesen für dieses Geschenk, während es sich auch schon wieder zurückzieht und Richtung Horizont entschwindet, kleiner und kleiner wird, bis es irgendwann ganz verschwunden ist. Verweilen Sie noch einen Augenblick genießend an Ihrem Ort. Bereiten Sie sich dann auf Ihren Rückweg vor. Schauen

Sie sich noch einmal an Ihrem wunderbaren Ort um, und reisen Sie dann zurück an den Platz, von dem aus Sie vor wenigen Minuten gestartet sind. Nehmen Sie sich ganz wahr, wie Sie dort sitzen oder liegen. Spüren Sie die Fläche unter Ihrem Körper, spüren Sie Ihre Beine, Ihren Oberkörper, Ihre Arme und Ihren Kopf. Nehmen Sie wahr, wie Sie wieder vollständig im Hier und Jetzt ankommen. Bewegen Sie Ihre Finger und Ihre Füße. Dann öffnen Sie Ihre Augen – willkommen zurück.

Jetzt liegt es an Ihnen, die Impulse, die Sie immer deutlicher wahrnehmen werden, zu nutzen. Handeln Sie nach Ihnen.

5.12 Seele und Körper als Einheit erfahren

»Versuche nicht, zwischen Körper und Seele zu scheiden!
Der Körper ist in seine Seele getaucht wie die Seele in ihren Körper.«
(aus dem *Talmud*)

Immer wieder treffe ich auf Menschen, die mir mitteilen, sie würden sich in ihrem Körper irgendwie fremd fühlen. Sie seien nicht ganz »hier« und würden sich unwohl fühlen. Frage ich sie, ob sie gerne auf der Erde sind, beantworten sie diese Frage mit Nein. Auch flüchten sie sich gerne in Tagträumereien. Andere wiederum fühlen sich ab einer bestimmten Stelle ihres Körpers energetisch wie abgeschnitten. Sie spüren ihren Körper nicht wirklich oder nur einen Teil davon. Und das, obwohl die Nerven völlig in Ordnung sind. Ihnen fehlt oftmals die Erdung, die Verbindung mit der Erde.

Dafür mag es unterschiedliche Gründe geben. Einer könnte der sein, dass die Seele mit dem Körper nicht richtig verbunden ist. Normalweise zieht die Seele im Moment der Geburt komplett in den Körper ein.[64] Aufgrund komplizierter Zwischenfälle wie beispielsweise Kaiserschnitt oder Komplikationen bei der Geburt kann es passieren, dass nur ein Teil der Seele einzieht. Aus diesem Grunde kann es zu den oben beschriebenen Gefühlen kommen.

Welche Möglichkeiten gibt es, damit diese Menschen mehr Erdung bekommen? Eine ist die folgende Übung:

Sich erden

Diese Übung findet im Sitzen oder Stehen statt. Wenn Sie sitzen, stellen Sie die Füße nebeneinander auf die Erde. Schließen Sie die Augen. Stellen Sie sich vor, wie aus Ihren Füßen Wurzeln wachsen, die nach unten hin immer länger werden und sich mehr und mehr verzweigen. Lassen Sie diese Wurzeln immer tiefer wachsen bis zum Mittelpunkt der Erde. Spüren Sie dabei, wie Sie immer mehr mit Mutter Erde verschmelzen und verwachsen. Nehmen Sie wahr, wie Sie fest verwurzelt sind. Spüren Sie dann die Energie, die von dort ausgeht und in Ihren Körper fließt. Sie sind jetzt eine Einheit mit Mutter Erde. Kommen Sie nach einer Weile wieder mit Ihrer Aufmerksamkeit zurück, und öffnen Sie Ihre Augen.

Führen Sie diese Übung öfter durch, insbesondere immer dann, wenn Sie das Gefühl haben, nicht ganz »hier« zu sein.

64 Hier gibt es verschiedene Aussagen. Einmal wird gesagt, dass die Seele im Moment der Geburt in den Körper einzieht, ein anderes Mal, dass sie bereits beim Zeugungsakt die entstehende Zelle betritt. Letztendlich ist an dieser Stelle der Zeitpunkt weniger entscheidend als das Ergebnis, dass die Seele nur zum Teil im Körper ist.

Um eine dauerhafte Lösung zu finden, bedarf es einer aufwendigeren Übung, die Sie bereits kennen, nämlich der »Transformation des Zellbewusstseins«. Damit sind Sie in der Lage, den Prozess des Einzugs der Seele in den Körper zu wiederholen und das abzuschließen, was damals nicht funktionierte. Wie in den anderen Kapiteln empfehle ich auch hier, die Übung entweder auf Band zu sprechen, sie von jemandem langsam vorlesen zu lassen oder sich die CD »Transformation des Zellbewusstseins: Die Seele fest im Körper verankern« zu besorgen.

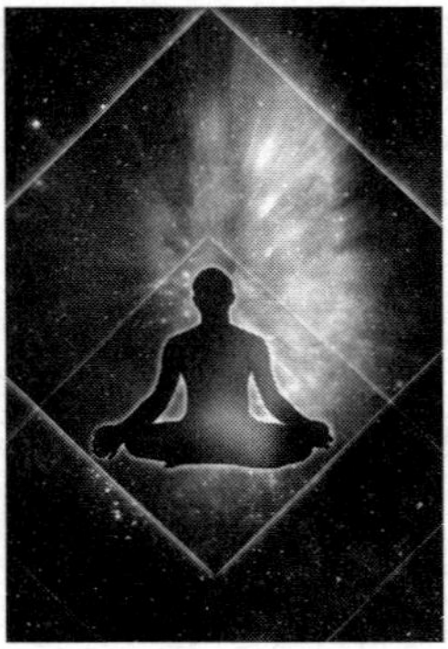

Der Einzug der Seele in den Körper

Transformation des Zellbewusstseins – Die Seele fest im Körper verankern

Machen Sie – wie immer – zuerst den kinesiologischen Test, ob es jetzt sinnvoll und angemessen ist, diese Übung durchzuführen.

Setzen oder legen Sie sich hin. Schließen Sie Ihre Augen. Die Hände liegen ganz ruhig an oder auf Ihrem Körper. Achten Sie einen Moment auf Ihren Atem, wie er kommt und wieder geht. Nehmen Sie Ihren Atem ganz wahr. Dann machen Sie drei tiefe Atemzüge. Spüren Sie, wie der Sauerstoff Ihre Lungen prall füllt, sich Ihre Brust und Ihr

Bauch heben und senken. Danach atmen Sie in Ihrem persönlichen Rhythmus weiter. Nehmen Sie wahr, wie sich Ihr Körper mit jedem Atemzug ein wenig mehr entspannt.

Jetzt lassen Sie Ihr gesamtes Leben rückwärts vor Ihrem inneren Auge an sich vorüberziehen. Dies geht im Regelfall sehr schnell, doch nehmen Sie sich die Zeit, die es braucht. Durchlaufen Sie Ihr gesamtes Erwachsenenalter, gehen Sie zurück zum jungen Erwachsen sein, der Jugend, Ihrer Kindheit, der frühen Kindheit, bis zurück zur Geburt. Nehmen Sie Ihre Geburt wahr. Durchlaufen Sie den Zeitraum des Heranwachsens im Bauch Ihrer Mutter, zurück bis zum Zeitpunkt Ihrer Zeugung. Nehmen Sie Ihre Zeugung wahr. Gehen Sie dann noch etwa zehn Minuten bis vor den Zeitpunkt Ihrer Zeugung. Jetzt nehmen Sie sich lediglich als Seele wahr. Hier stoppen Sie. Genießen Sie jetzt die Zeit als Seele, in der Sie völlig frei sind. Hier ist die vollkommene, bedingungslose Liebe. Hier ist alles Wissen des Universums, absoluter Frieden, Vollkommenheit in ihrer pursten Kraft. All das können Sie jetzt spüren. Das Einssein mit allem und mit Gott.

Selbst wenn Sie an dieser Stelle am liebsten für immer hier bleiben möchten, erinnern Sie sich daran, dass Sie auf die Erde kommen möchten, um Erfahrungen zu sammeln. Bereiten Sie sich also auf Ihr Leben vor. Dann geht es los. Sehen Sie als Seele Ihre zukünftigen Eltern, wie sie Liebe machen, miteinander verschmolzen, und gerade dabei, ein Kind zu zeugen: Sie! Beobachten Sie, wie Eizelle und Samenzelle miteinander verschmelzen, Sie als Seele sind mit dabei bei diesem Wunder. Nehmen Sie wahr, wie die erste Zellteilung beginnt, mehr und mehr Zellen entstehen und mit jeder Zellteilung mehr Leben entsteht. Jede einzelne Zelle ist durchflutet von dem Gefühl der Liebe. Sehen Sie, wie Sie vom Embryo zum Fötus heranwachsen.

Arme und Beine sowie alle Organe entwickeln sich. Sie wachsen im Mutterleib heran und spüren, wie die Lebenskraft größer und größer wird. Sie freuen sich darauf, dass Sie bald das Licht der Welt erblicken. Stimmen Sie sich mehr und mehr auf die Schwingungsebene, die Energie des Menschseins ein.

Dann ist es soweit. Sie stehen kurz vor der Geburt. Bereiten Sie sich vor, als Seele gleich in den Körper einzuziehen. Freuen Sie sich darauf, ab dem folgenden Moment erneut viele Erfahrungen als Mensch sammeln zu dürfen. Alles ist perfekt vorbereitet. Viele andere Seelen schauen Ihnen in freudiger Erwartung zu, denn sie alle wissen um dieses Wunder. Dann kommt der Moment der Geburt. Spüren Sie haarfein, wie Sie im Moment der Geburt verschmelzen –als Seele und als Mensch, so wie das Ei und die Samenzelle zum Zeitpunkt der Zeugung. Nehmen Sie das Wunder genau wahr, wie Sie als Seele mit Ihrem Menschsein ganz eins werden. Was auch immer während der Geburt gerade passieren mag, schlüpfen Sie vollständig in Ihren Körper. Und dann feiern Sie diese Vereinigung, indem Sie Ihr Leben herausschreien. Ganz egal, ob nur innerlich oder über Ihren Mund: Schreien Sie es heraus, und freuen Sie sich auf das Leben.

Jetzt geht alles ganz schnell. Sie erleben Ihre frühkindliche Phase. Erleben Sie sich im Einssein mit Körper, Geist und Seele. Alles ist so anders, so neu. Spüren Sie sich als Einheit, spüren Sie diese Ganzheit. Fühlen Sie Ihren ganzen Körper verbunden mit der Erde. Und jeder Moment, der auf diese Weise anders ist als der ehemalige, verändert Ihre DNS-Struktur. Ihr Zellbewusstsein transformiert sich gerade, und es ist so, als bekämen all Ihre Zellen einen neuen Stempelabdruck. Ihr Leben verändert sich, Ihre Erinnerungen ebenso. Sie erleben Ihre Kindheit völlig neu, obwohl die Situationen dieselben bleiben.

Sie wachsen heran, vom Kind zum Jugendlichen, während Sie sich ganz und gar in Ihrem Körper wahrnehmen. Sie freuen sich auf jeden Tag. Fühlen Sie, wie Ihre Kraft und Ihr Vertrauen in das Leben stärker und stärker werden. Sie werden erwachsen und kommen der Gegenwart immer näher. Irgendwann sind Sie im Heute angelangt.

Doch lassen Sie das Leben weiterfließen in Ihre Zukunft. Nehmen Sie wahr, wie Sie noch älter werden, eine wundervolle Zukunft erleben. Sie genießen Ihre Zukunft in vollen Zügen. Sie lieben das Leben. Kurz, bevor Sie an dem Tag ankommen, an dem Sie als Seele Ihren Körper wieder verlassen werden, stoppen Sie.

Schauen Sie zurück zur Gegenwart. Was haben Sie alles erlebt? Was haben Sie getan in all diesen Jahren? Wie haben Sie gelebt? Wie haben Sie Ihre Eltern wahrgenommen und wie Ihre Kinder? Wie hat die komplette Verschmelzung aus Körper und Seele Ihr Leben verändert? Wer war bei Ihnen? Welche besonderen Situationen haben Sie erlebt, die Ihr Leben beeinflusst haben? Was haben Sie hierfür getan? Schauen Sie sich Ihren Zeitstrahl genau an. Sehen Sie, dass die Verschmelzung Ihr Zellbewusstsein komplett erneuert hat? Wunderbar! Bedanken Sie sich bei sich selbst für Ihr Leben, das Sie sich erschaffen haben. Sie allein haben gerade für dieses Wunder gesorgt.

Reisen Sie jetzt zurück in die Gegenwart. Dort angekommen, nehmen Sie Ihren Körper wahr. Fühlen Sie, wie Sie dort sitzen oder liegen. Konzentrieren Sie sich auf Ihren Atem, wie er kommt und wieder geht. Machen Sie erneut drei tiefe Atemzüge, und kommen Sie wieder ganz in Ihrem Tagesbewusstsein an. Öffnen Sie in der für Sie richtigen Zeit Ihre Augen. Kommen Sie wieder vollständig im

Hier und Jetzt an. Nehmen Sie sich Papier und Stift zur Hand und notieren Sie Ihre Erlebnisse. Je ausführlicher Sie alles beschreiben, umso mehr bleibt alles haften.

Willkommen in Ihrem neuen Leben, welches ja eigentlich Ihr altes ist. Und dennoch hat sich gerade eine Menge verändert. Ihre Seele durfte endlich nach all den Jahren ihren Platz einnehmen, nämlich dort, wo sie ursprünglich immer hingehört hat. Freuen Sie sich auf das, was nun kommen darf – wie auch immer das aussehen mag.

5.13 Den Alltag mithilfe des Quellbewusstseins völlig neu erleben

»Wenn der Alltag zur Erleuchtung wird,
bleibt im Leben nichts mehr offen.«

Verändern Sie Ihren Alltag, indem Sie das Quellbewusstsein immer mehr in Ihren täglichen Ablauf einfließen lassen. Dehnen Sie die Sequenzen in der Lücke immer weiter aus. Sie werden ein neues Sehen erfahren. Die Farben, mit der Sie Ihre Umwelt wahrnehmen, werden viel kräftiger und leuchtender werden, so wie es uns »Blue Ray« oder »HD-Fernsehen« gerade mit einer ganz neuen Qualität von Filmaufnahmen vormachen. Doch werden Sie die Farben noch einmal anders sehen. Sämtliche Sinne werden sich verstärken: Ihre Wahrnehmung wird sich ausdehnen, Ihr Bewusstsein wird sich weiten.

All das kann passieren, wenn Sie Ihren Alltag im Quellbewusstsein erleben. Dies kann eine Herausforderung sein, weil Sie durch die Dinge des

Alltags abgelenkt werden. Vielleicht wird jeder Tag ein Tag des Übens sein, doch ist es dieses Üben absolut wert.

Willkommen im Leben – im Quantenbewusstsein. Willkommen in der Welt, die schon immer für Sie bestimmt war. Genießen Sie sie, jeden Tag aufs Neue, mehr und mehr.

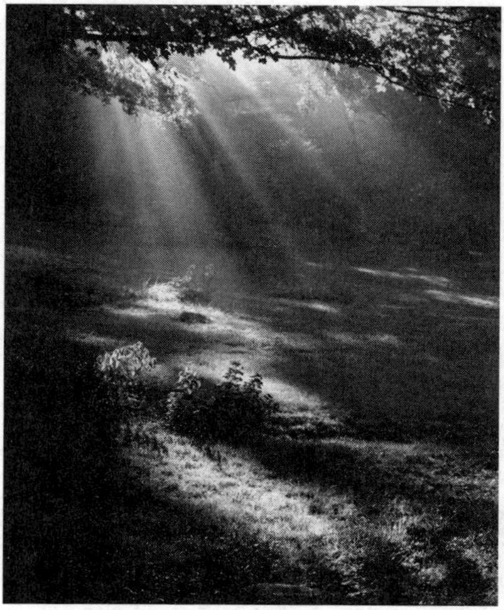

Die Welt erstrahlt in neuem Licht

Schlusswort

Sie sind am Ende meines Buches angelangt. Ich danke Ihnen, dass Sie sich auf den Weg gemacht haben, die Weisheit des Quantenbewusstseins zu erfahren. Das Lesen allein wird nichts in Ihrem Leben verändern, sollten Sie bis hierhin lediglich gelesen haben. Erst die Praxis, die Anwendung der verschiedenen Übungen, verwandelt Ihr Leben in ein neues aufregendes Abenteuer.

Es kann gut sein, dass Sie einige dieser Übungen bereits kennen. Dann können Sie diese wiederholen und festigen. Vielleicht haben Sie sich auch die Frage gestellt, was die eine oder andere Aufgabe mit »Quantum Energy« zu tun hat. Es ist so, wie ich es zu Beginn beschrieben habe: »Quantum Energy« ist meine Essenz der erfolgreichsten Methoden und Techniken, die ich in all den zurückliegenden Jahren kennengelernt habe. Sie alle dienen lediglich einem Zweck: So schnell es geht, Heilung und Veränderung zu ermöglichen. Dann können Sie das Leben leben, das Sie möchten und das Ihnen als Geburtsrecht zusteht: ein Leben in Fülle auf allen Ebenen.

Vielleicht haben Sie bereits festgestellt, dass Sie ein Thema mit verschiedenen Übungen angehen können. Genau so soll es auch sein. Denn »jede Jeck is anders«. Der eine wird mit der Methode des Quellbewusstseins hervorragende Ergebnisse erzielen, während sich der Nächste mit der Transformation des Zellbewusstseins eine Zellkur auf allen Ebenen ermöglicht. Beim Dritten wirken die Meditationen am besten. Finden Sie heraus, welche Übungen bei Ihnen am besten resonieren, denn letztendlich zählt das Ergebnis. Das ist es, was Quantum Energy ausmacht: die Vielfalt der Möglichkeiten, um ein optimales Ergebnis zu erzielen.

Sollte aus irgendeinem Grund bei Ihnen keine Veränderung eintreten, so machen Sie sich noch einmal den Dreiklang von Quantum Energy bewusst: *Verstehen – Ändern – Handeln.* Vielleicht ist es noch nicht an der Zeit. Vielleicht haben Sie noch nicht gut genug verstanden, weshalb die Themen in Ihrem Leben sind – somit wäre der Lernprozess noch nicht abgeschlossen. Das wirkliche Verstehen ist das Tor zu Veränderung und Heilung. Dadurch kommt alles in den Fluss. Sorgen Sie nach der Veränderung und Heilung dafür, dass sich Ihr Leben verändert. Werden Sie aktiv. Nutzen Sie Ihr schöpferisches Potenzial. Erst dann ist der Dreiklang vollendet.

Schreiben Sie mir, was Sie mit den Übungen erlebt haben. Wenn Sie Anregungen und Kommentare haben, zögern Sie nicht, mir eine E-Mail zukommen zu lassen. Ich freue mich über jedes Feedback.

Welche Themen fehlen Ihnen in diesem Buch? Worüber hätten Sie gerne mehr gewusst? Es wird weitere Bücher geben – zu den verschiedenen Lebensbereichen. Ihre Themen sollen darin verwirklicht werden. Schreiben Sie mir, damit kein Bereich Ihres Lebens unberührt, keine Frage offen bleibt und Sie ein erfülltes Leben genießen können.

Sie möchten Quantum Energy in der Praxis erleben? Sehr gerne. Auf der Webseite www.quantum-energy.de finden Sie genügend Informationen und Videos. Live können Sie die Arbeit auf folgenden Wegen erleben:

- Quantum Energy Erlebnisabende
- Quantum Energy Erlebnis-Workshops
- Quantum Energy Coaching
- Quantum Energy Workshops zu den vier Lebensbereichen Gesundheit, Beziehungen, Erfolg/Beruf/Reichtum und Spiritualität
- Ausbildung zum Quantum Energy Coach

Ich freue mich schon, Sie persönlich kennenzulernen, und wünsche Ihnen von ganzem Herzen ein wundervolles, glückliches und erfülltes Leben.

Herzliche Grüße

Ihr Siranus Sven von Staden

von Staden Consulting
Ihr Wegbegleiter zu Wahrer Größe
Am Falkenberg 29
D-51381 Leverkusen
Tel.: +49 (0)2171 36 25 558
Fax: +49 (0)2171 36 25 608
Email: siranus@quantum-energy.de
Web: www.quantum-energy.de

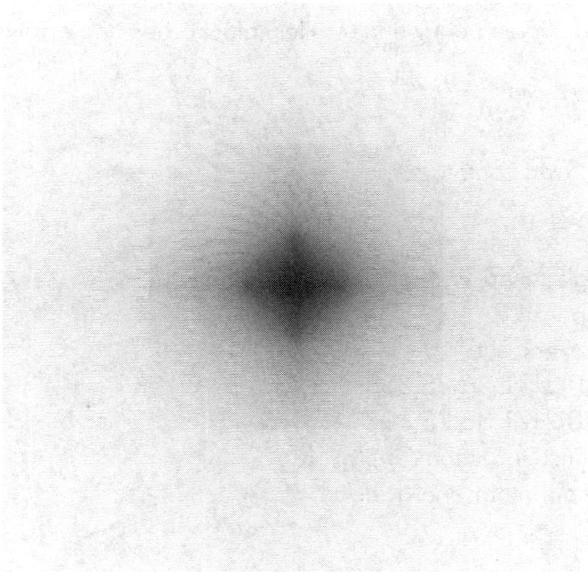

Erfahrungsberichte

Quantum Energy, ein Teil meines Lebens

Im November 2009 nahm ich an einem »Quantum Energy Erlebnisabend« bei Siranus Sven von Staden teil. Dieser Abend war überwältigend. Ich wurde nicht nur noch neugieriger, ich wollte mehr. Im Februar 2010 begann ich mit meiner Ausbildung zum »Quantum Energy Coach«.

Seitdem hat mein Leben gravierende Veränderungen erfahren. Die Person, die ich vor einem Jahr noch war, gibt es so fast nicht mehr. Am Anfang dachte ich noch: »Super, mit dieser Methode habe ich endlich ein Werkzeug an die Hand bekommen, mit dem ich vielen Menschen helfen bzw. weiterhelfen kann.« Dass ich damit am meisten mir selbst würde helfen können, war mir anfangs noch nicht bewusst. Diese Erkenntnis kam später.

Für mich liegt die größte Bedeutung von »Quantum Energy« in der Heilung bzw. Selbstheilung. Blockaden, mit denen ich mein halbes Leben unterwegs war und für die ich keine Möglichkeiten gefunden hatte, sie zu erkennen und abzulegen, habe ich wie von allein erkannt, verstanden und folglich gelöst. Ein Prozess wurde sanft angeschoben, und er geleitet mich seither zu meiner »Wahren Größe«.

»Quantum Energy« ist zu einem Teil meines Lebens geworden. Ich habe erkannt, dass ich jeden Tag eine Wahl treffen kann: »Wie fühle ich mich?«, »Wie sehe ich mein Leben?« usw. Ich habe gelernt, Blockaden recht schnell wahrzunehmen und sie keiner Eigendynamik mehr zu überlassen. »Quantum Energy« bedeutet für mich auch, selbst in der Lage zu sein, meine Sicht der Dinge zu verändern. Gefällt mir etwas nicht? Gut, dann verändere ich es. Über diese Methode sein Selbst zu erkennen, ist wie eine Offenbarung. Ängste dürfen gehen – und stattdessen tritt Klarheit und Zufriedenheit ein.

In diesem einen Jahr hat sich in meinem Leben so viel verändert, dass es sich ein wenig wie eine Wiedergeburt anfühlt, wie eine zweite Chance. Meine Sinneswahrnehmung hat sich verfeinert, und mein körperliches Empfinden hat sich wesentlich verbessert. Schmerz ist der Freude gewichen. Meine Beziehungen zu mir selbst wie auch zu meinem Partner, Kind, meiner Familie, meinen Freunden usw. haben sich zum Positiven verändert. Ein respektvoller und vor allem liebevoller Umgang ist nun möglich.

Jeden Tag erlebe ich »kleine Wunder«, die ich selbst erschaffe: Der Parkplatz direkt vor der Haustüre, die Konzertkarte für das schon lange »ausverkaufte« Konzert und vieles mehr. Das größte Geschenk, das ich mir selber machen konnte, ist: Im Wandel endlich ich selbst sein zu dürfen. Es benötigt nur die Bereitschaft, es zu wollen. Die Erkenntnisse, die sich aus dieser Möglichkeit entwickeln, sind keinesfalls zum Fürchten. Im Gegenteil: Sie bereiten einen Neuanfang.

Das Leben wartet darauf, endlich gelebt zu werden. Ich wünsche Ihnen viel Spaß dabei!

Anuschka Klinkhammer, Pulheim

Wahrnehmung neu definiert

»Lebensqualität«, »mein Glaube« und »der Sinn meines Lebens« sind sehr wichtige Themen für mich. Ich stellte mir damals die Frage, was alles dazugehöre und wie ich mehr davon in mein Leben ziehen könne; und was mir guttue, mich glücklich mache und wie ich mich bestmöglich entwickeln könne – zum Wohle aller!

Und immer war da auch die Frage: Was ist eigentlich Realität? Welche Energie bestimmt und formt unser Leben? Ist da überhaupt etwas? Was ist das, was ich als Kraft spüre? Und wie kann ich diese anwenden?

Nach vielen Büchern und Filmen zu diesen Themen suchte ich nach einem praktikablen Weg, dieses Wissen in der Praxis zu erlernen und es vor allen Dingen einfach und schnell in den Alltag integrieren zu können. So begann ich Anfang 2010 die Ausbildung zum »Quantum Energie Coach« bei Siranus Sven von Staden. Meine Erwartungen wurden erfüllt. Sein Wissen, das er aus verschiedenen Methoden zusammengefügt hat, ist fachlich sehr fundiert. Er vermittelt uns Coachees dieses Wissen mit viel Herz, Freude und Talent. Erstaunlich finde ich, wie tatsächlich schnell jeder dieses Potenzial des Heilens auf allen Ebenen erlernen und umsetzen kann.

Eine meiner Lieblingsmethoden dabei ist das Arbeiten mit dem Quellbewusstsein. Meine Klienten verspüren bei der Anwendung ein wohliges Kribbeln und energievolle Wärme, die sie durchströmt. Mich selbst durchströmt innerhalb von wenigen Sekunden während der Behandlung ein Schauer. Ich fühle mit einer Art Gänsehaut, wie dieser Prozess der Heilung, des Heilwerdens beginnt. Dabei fühlt sich nicht nur mein Klient sehr wohl, auch ich verspüre tiefes Wohlbefinden, Freude und eine zufriedene Dankbarkeit.

Auch auf meiner Wahrnehmungsebene hat sich einiges verändert. Ich erkenne inzwischen sehr schnell, was gerade bei mir das Thema ist: »Verantwortung«, »Loslassen«, »Abgrenzen« oder »Gelassenheit«. Es kann sein, dass ich einen Satz höre oder lese, innerhalb von wenigen Tagen ähnliche Erlebnisse habe oder mir jemand etwas erzählt, was genau dazu passt. Dadurch ist es um ein Vielfaches leichter, mich zu entwickeln und Lösungen für Probleme zu finden. Es heißt ja auch »Pro-blem« und nicht »Kontra-blem«. Eine Lösung ist immer vorhanden, nur sind wir manchmal zu »betriebsblind«, um sie zu erkennen! »Quantum Energy« hilft mir gerade diesbezüglich, aufmerksam zu sein und lösungsorientierter zu fühlen. Habe ich Fragen dazu, führe ich die entsprechenden Meditationen und Übungen durch. Eine Antwort ergibt sich in kürzester Zeit. So kann ich mir und anderen helfen, mehr Lebensqualität auf allen Ebenen zu erfahren. So oder besser zum Wohle aller.

Ariane Kolkmann-Rumpf, Bothel, www.a-und-o-marketing.de

Danksagung

An dieser Stelle möchte ich all jenen danken, die auf ihre Weise zu diesem Buch beigetragen haben.

Als Erstes möchte ich meine Frau Sonja nennen, ohne die ich nie zu diesem wunderbaren Verlag gekommen wäre. Sie war es, die mein Manuskript dem Verleger Markus Schirner überreichte und bei ihm für mich warb. Das liebevolle Wachstum unserer Beziehung hat nicht zuletzt viel zum Kapitel »Quantum Energy Relations« beigetragen. Auch war sie es, die sich im Buch für viele Anwendungsbeispiele zur Verfügung stellte. Danke für deine großartige Liebe und Unterstützung.

Ebenso möchte ich meiner ehemaligen Frau Anita danken, ohne die ich Sonja Ariel nie kennengelernt hätte. Sie war es auch, die mir damals ein völlig neues Leben aufzeigte, jenseits aller Konformität.

Ein großer Dank gilt meiner Mutter Heidemarie und meinem verstorbenen Vater Rüdiger. Ohne sie wäre ich heute nicht hier. Ohne sie hätte ich nie all die Erfahrungen sammeln dürfen, die mich zu dem Menschen gemacht haben, der ich heute bin.

Mein Bruder Frank, der mit all dieser Transformations- und Heilarbeit so gar nichts zu tun hat, tauchte tief in das Thema ein. Er las mit der Redakteursbrille Korrektur und hat in Pulitzer-Manier Änderungsvorschläge gemacht.

Meine liebe Freundin Sanja Viktoria Hamel war die erste, die die einzelnen Kapitel gelesen hat und Verbesserungsvorschläge machte. Danke für die konstruktive Kritik sowie einige neue Sichtweisen.

Danken möchte ich all meinen Lehrern, die auf ihre Art zu diesem Buch beigetragen haben.

Auch möchte ich all meinen Coaching-Klienten, Seminar- und Ausbildungs-Teilnehmern danken, durch die ich sehen und erfahren durfte, wie wertvoll und erfolgreich die Arbeit mit »Quantum Energy« ist. Hervorzuheben sind Anuschka Klinkhammer und Ariane Kolkmann-Rumpf, die ihre Erfahrungsberichte allen Lesern zur Verfügung gestellt haben. Durch sie wurde das Buch noch praxisreicher.

Ein großer Dank gilt dem Schirner Verlag und all seinen Mitarbeitern. Ich bin geehrt, jetzt zur Familie zu gehören, denn genau das ist es, was den Verlag auszeichnet: das Familiengefühl. Den Verlegern Heidi und Markus, die sich so sehr für den Verlag und ihre Autoren engagieren. Sie tragen meine Vision mit. Bei Euch bin ich in den richtigen Händen. Bei meinem Lektor Rudolf Garski, mit dem es einfach Spaß macht zu arbeiten und der mich ordentlich gefordert hat. Bei der kreativen Seite des Verlags, Murat Karaçay, für das außergewöhnliche Buchcover.

Danke letztendlich an alle nicht genannten Menschen, die auf unsichtbare Weise ihren Beitrag leisteten.

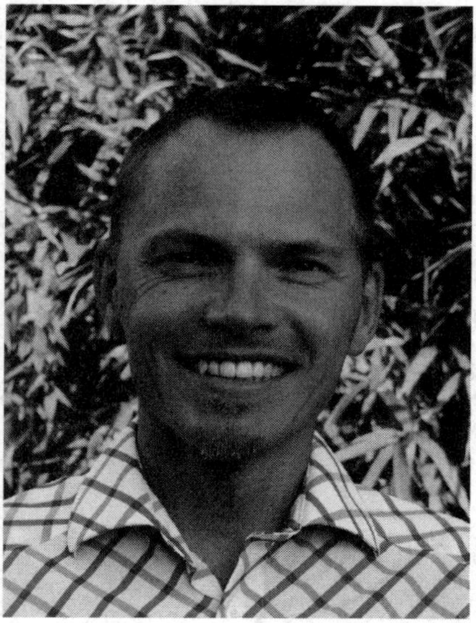

Über den Autor

Mein Name ist Siranus Sven von Staden. Ich bin Begründer der Transformations- und Heilmethode »Quantum Energy« und begleite Sie auf Ihrem Weg zur »Wahren Größe«. Ich unterstütze Sie dabei, Ihr volles und wirkliches Potenzial zu entdecken sowie ein (sinn-)erfülltes und glückliches Leben zu führen.

Seit Langem beschäftige ich mich mit dem Phänomen der »Wahren Größe«. In all den Jahren meiner Entwicklung brachte mich meine Reise zu unterschiedlichsten Lehrern aus aller Welt; zu Top-Trainern aus den Bereichen Kommunikation, Rhetorik, Motivation, Erfolg, Charisma, NLP, Führung, neue Heilweisen, zu indischen Meistern, in tiefe Innenschau.

Zu den bekanntesten Wissenschaftlern der Quantenphysik, Zell- und Entwicklungsbiologie, der Morphogenetik und der neuen Medizin.

Heute, im Jahre 2010, bin ich 42 Jahre jung. 35 Jahre lang habe ich dafür gelebt, Aufmerksamkeit und Anerkennung zu bekommen, habe Rollen gespielt und funktioniert. So wie man es von mir erwartet hat. Ich habe gelernt und gehe heute meinen eigenen Weg, folge meinem Herzen, meinen Wünschen und Träumen – handele danach. Das macht mich erfolgreich. Ich lehre, was ich lebe: das grenzenlose Potenzial unseres Herzens und Verstandes zu erforschen und erfolgreich in unser Leben zu tragen – zum Wohle jedes Einzelnen, der Unternehmen, der Gesellschaft und der Umwelt.

Meine Vision ist, jeden Menschen, der es möchte, auf seinem Weg zu begleiten – ihn wieder daran zu erinnern, wie großartig er ist und wie leicht es sein darf, ein Leben in innerem und äußerem Reichtum zu leben. Vielen fällt das heute noch sehr schwer. Aus diesem Grund entwickelte ich »Quantum Energy«.

Je mehr Menschen sich auf ihren Weg machen und als Vorbild anderen zeigen, wie es gehen kann, desto schneller wird es wahr, dass Millionen das Gleiche tun. Hierzu trage ich von Herzen gerne bei.

Ein Beitrag hierzu ist das Buch, das Sie gerade in Händen halten, sowie mein Erstlingswerk *30 Minuten für den souveränen Umgang mit Veränderungen,* das ich im Jahr 2003 schrieb. Weitere Bücher werden in Kürze folgen. Ab und zu sieht man mich im Fernsehen. Einige Beiträge davon finden Sie auf meinen Webseiten www.quantum-energy.de und www.siranus.com.

Übungsverzeichnis

1. Kapitel: Die Methode Quantum Energy

2. Kapitel: Quantum Energy Healing

3. Kapitel: Quantum Energy Relations

4. Kapitel: Quantum Energy Success

5. Kapitel: Quantum Energy Spirit

Abbildungsverzeichnis

www.fotolia.de

Seite 23: 4525041/© Manu, Seite 30: 13622294/© Djun, Seite 67: 8516428/© Andrea Danti, Seite 70: 17476218/© ingenium-design.de, Seite 84: 16778922/© Sebastian Kaulitzki, Seite 90: 13709782/ © Sebastian Kaulitzki, Seite 107: 24546014/© Xenia-Luise, Seite 129: 5026847/© Gina Sanders, Seite 139: 22016787/© shorty_k, Seite 170: 7708050/© af photo, Seite 178: 303207/© Harald Bauer, Seite 200: 4385776/© Anne Katrin Figge, Seite 203: 391228/ © Howard Sandler, Seite 212: 6875969/© EastWest Imaging, Seite 230: 18474240/© Andrea Danti, Seite 234: 20347910/ © Photosani, Seite 239: 1917615/© Trevor Slauenwhite

www.pixelio.de

Seite 94: 265814/© Bodo Schmitt, Seite 103: 477907/© Nicole Celik, Seite 118: 357062/© rico kühnel, Seite 132: 474058/© Lisa Schwarz, Seite 144: 305616/© michael hirschka, Seite 151: 484876/© Beate Vetters, Seite 155: 379356/© Ernst Rose, Seite 193: 373403/© Jörg Jansen, Seite 206: 482968/© Gerd Altmann/dezignus.com, Seite 228: 467586/© Rene Schmidt

Weiterführende Literatur

- Bartlett, R.: *Matrix Energetics*, VAK-Verlag 2010
- Bartlett, R.: *Physik der Wunder*, VAK-Verlag 2010
- Bauer, J.: *Warum ich fühle, was Du fühlst*, Heyne Verlag 2006
- Braden, G.: *Im Einklang mit der göttlichen Matrix*, Koha-Verlag 2007
- Byrne, R.: *The Secret – Das Geheimnis*, Arkana-Verlag 2007
- Canfield, J.: *Kompass für die Seele*, Goldmann Verlag 2005
- Chopra, D.: *Die 7 geistigen Gesetze des Erfolgs*, Ullstein TB Verlag 2004
- Deida, D.: *Der Weg des wahren Mannes*, Kamphausen Verlag 2006
- Deida, D.: *Du bist Liebe*, Kamphausen Verlag 2008
- Ford, D.: *Die dunkle Seite der Lichtjäger*, Goldmann Verlag 1999
- Fromm, E.: *Haben oder Sein*, DTV-Verlag 2005
- Grabhorn, L.: *Aufwachen, Dein Leben wartet*, Goldmann Verlag 2004
- Kinslow, F.: *Quantenheilung*, VAK-Verlag, 2010
- Kinslow, F.: *Quantenheilung erleben*, VAK-Verlag 2010
- König, M.: *Das Urwort*, Scorpio-Verlag 2010
- Krattinger, F.: *Machtworte*, Silberschnur-Verlag 2008
- Lipton, B.: *Intelligente Zellen*, Koha-Verlag 2006
- Lipton, B.: *Spontane Evolution*, Koha-Verlag 2009
- McTaggart, L.: *Das Nullpunkt-Feld*, Goldmann-Verlag 2007
- Nidiaye, S.: *Wieder fühlen lernen*, Integral Verlag 2006
- Pearl, E.: *Reconnective Healing*, Koha-Verlag 2007
- Sheldrake, R.: *Das schöpferische Universum*, Ullstein-Verlag 2009
- Takahashi, R.: *Heilen mit Quantenenergie*, Books on Demand, 2009
- von Staden, S.: *30 Minuten für den souveränen Umgang mit Veränderungen*, Gabal-Verlag 2010

- Williams, R.: *Psych-K*, Koha-Verlag 2009
- Zurhorst, E. M.: *Liebe Dich selbst und es ist egal, wen Du heiratest*, Goldmann Verlag 2007
- Zurhorst, E. M. & Zurhorst, W.: *Liebe Dich selbst und freu Dich auf die nächste Krise*, Goldmann Verlag 2007

Empfehlenswerte DVDs

- *Bleep – Down the Rabbit Hole*, Horizon-Verlag 2007
- Braden, G.: *Im Einklang mit der göttlichen Matrix*, Koha-Verlag 2009
- *Die Gabe – Warum wir hier sind*, Scorpio Verlag 2010
- Goswami, A.: *The Quantum Activist*, Horizon-Verlag 2010
- Lipton, B.: *Intelligente Zellen*, Koha-Verlag 2008
- Lipton, B.: *Wie wir werden, was wir sind*, Koha-Verlag 2009
- *The Living Matrix*, Koha-Verlag 2009
- *The Secret - das Geheimnis*, Arkana Verlag 2007
- *What the Bleep do we (K)now?*, Horizon-Verlag 2006

Ebenfalls erschienen im Schirner Verlag www.schirner.com

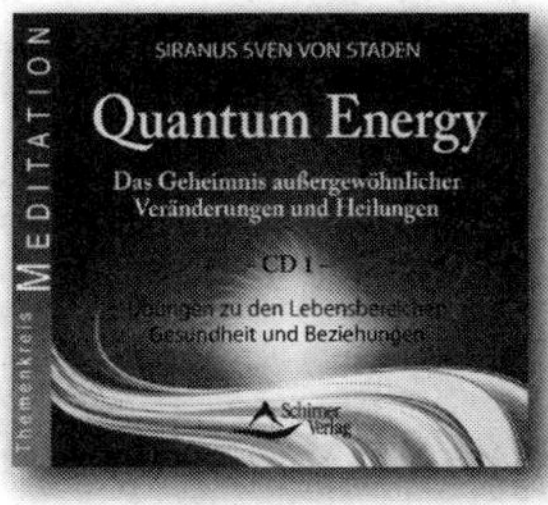

Siranus Sven von Staden

Quantum Energy

Das Geheimnis außergewöhnlicher Veränderungen und Heilungen. CD 1: Übungen zu den Lebensbereichen Gesundheit und Beziehungen

Gesamtspielzeit (Doppel-CD): 121:18 Min.

ISBN 978-3-8434-8155-7

Verbessern oder heilen Sie Ihre Gesundheit oder Ihre Beziehungen mithilfe des Quantenbewusstseins. Physische und psychische Schmerzen, Krankheiten, Blockaden und Ängste dürfen gehen; ein erfülltes, glückliches und gesundes Leben darf entstehen.

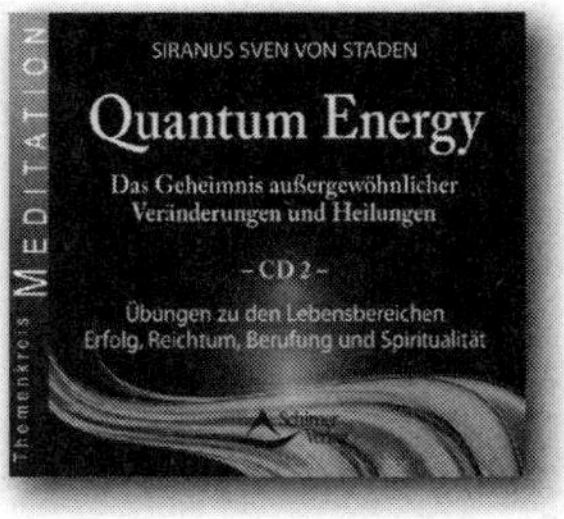

Siranus Sven von Staden

Quantum Energy

Das Geheimnis außergewöhnlicher Veränderungen und Heilungen. CD 2: Übungen zu den Lebensbereichen Erfolg, Reichtum, Berufung und Spiritualität

Gesamtspielzeit (Doppel-CD): 87:21 Min.

ISBN 978-3-8434-8156-4

Nutzen Sie das Quantenbewusstsein, um erfolgreicher und wohlhabender zu werden, Ihre Berufung zu finden oder auf Ihrem spirituellen Weg einen deutlichen Schritt weiterzukommen. Für ein erfülltes, glückliches und erfolgreiches Leben voller Wohlstand.

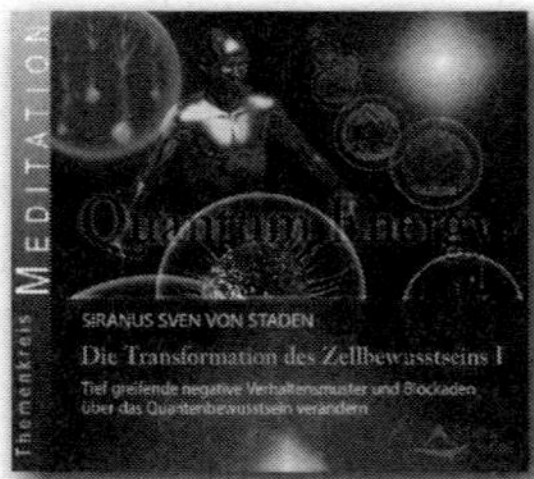

Siranus Sven von Staden

Die Transformation des Zellbewusstseins I

Tief greifende negative Verhaltensmuster und Blockaden mithilfe des Quantenbewusstseins verändern

Spielzeit: 35 Min.

ISBN 978-3-8434-8157-1

Es gibt Blockaden, Verhaltens- und Glaubensmuster in unserem Leben, die so tief sitzen, dass sie in die Zellstruktur unseres Körpers förmlich eingebrannt sind. Aus diesem Grund bedarf es einer Möglichkeit, die Zellstruktur zu verändern. Die Übung auf dieser CD ist speziell dafür entwickelt worden.

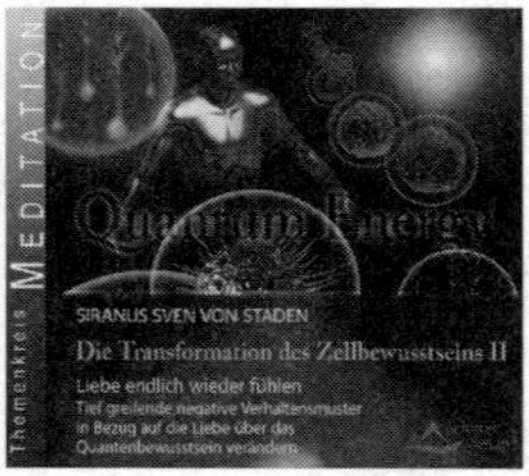

Siranus Sven von Staden

Die Transformation des Zellbewusstseins II

Liebe endlich wieder fühlen

Tief greifende negative Verhaltensmuster in Bezug auf die Liebe über das Quantenbewusstsein verändern

Spielzeit: 38 Min.

ISBN 978-3-8434-8158-8

Viele Menschen sind nicht in der Lage, glückliche Beziehungen zu führen. Sei es mit sich selbst, Ihrem Partner oder anderen Menschen. Das resultiert häufig aus Verhaltens- und Glaubensmustern, die in früher Kindheit entstanden sind. Die Übung auf dieser CD ist speziell dafür entwickelt worden, jene Muster zu verändern.

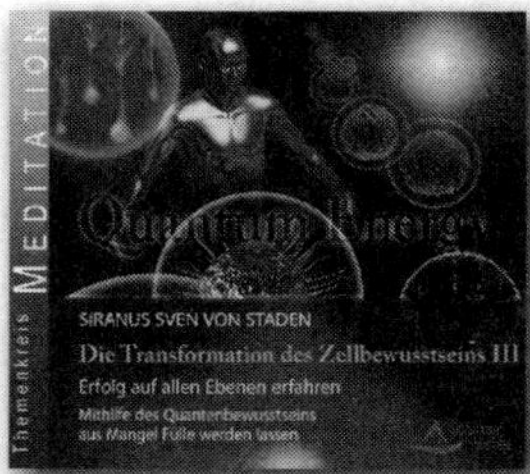

Siranus Sven von Staden

Die Transformation des Zellbewusstseins III

Erfolg auf allen Ebenen erfahren.

Mithilfe des Quantenbewusstseins aus Mangel Fülle werden lassen.

Spielzeit: 44 Min.

ISBN 978-3-8434-8159-5

Wie kommt es, dass die meisten Menschen kämpfen müssen, um erfolgreich zu sein, während anderen Erfolg förmlich zufällt? Häufig liegt es an Kindheitserfahrungen, die wir zu diesem Thema gemacht haben. Aus diesen sind Blockaden, Verhaltens- und Glaubensmuster entstanden, die noch heute wirken. Die Übung auf dieser CD ermöglicht es, jene Muster zu verändern. Sie kann wie ein Turbo für Ihren Erfolg und Ihren Wohlstand wirken.

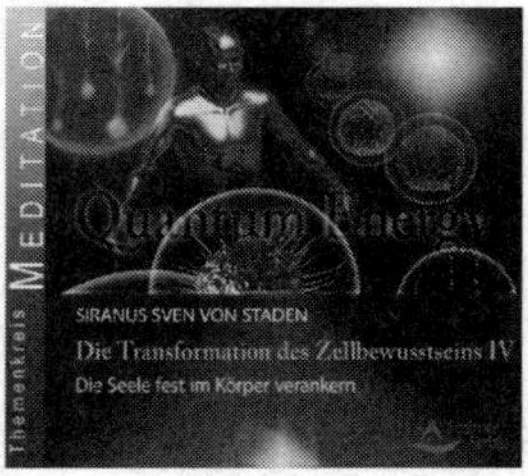

Siranus Sven von Staden

Die Transformation des Zellbewusstseins IV

Die Seele fest im Körper verankern

Spielzeit: 26 Min.

ISBN 978-3-8434-8160-1

Es gibt Menschen, die fühlen sich in ihrem Körper nicht zu Hause, wären am liebsten gar nicht hier auf der Erde oder haben das Gefühl, nicht eins mit Ihrem Körper zu sein. Die Übung auf dieser CD ist speziell dafür entwickelt worden, es der Seele zu ermöglichen, sich fest mit dem Körper zu verbinden. So kann wieder eins werden, was schon immer eins sein sollte.

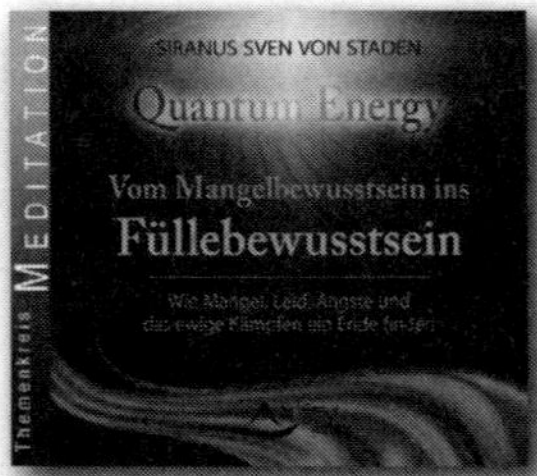

Siranus Sven von Staden

Vom Mangelbewusstsein ins Füllegefühl

Wie Mangel, Leid, Ängste und das ewige Kämpfen ein Ende finden

Spielzeit: 41 Min.

ISBN 978-3-8434-8161-8

Mangel, Leid, Krieg und Kampf: Obwohl das alles in Deutschland längst der Vergangenheit angehört, trägt jede Generation die dadurch entstandene kulturelle Prägung weiter – über die DNS, sozusagen in die Zellstruktur einprogrammiert, wie die neuere Forschung herausgefunden hat. Denn unsere Gene werden durch unsere Umwelt, also unsere Eltern, Großeltern, Lehrer, Freunde usw., beeinflusst. Die Übung auf dieser CD ermöglicht es Ihnen, diese Prägungen ein für alle Mal zu verändern – für ein Leben voller Fülle.